汉竹编著●健康爱家系列

零基础

学取穴按摩

刘乃刚 主编

U0363543

汉竹图书微博
http://weibo.com/hanzhutushu

江苏凤凰科学技术出版社
全国百佳图书出版单位

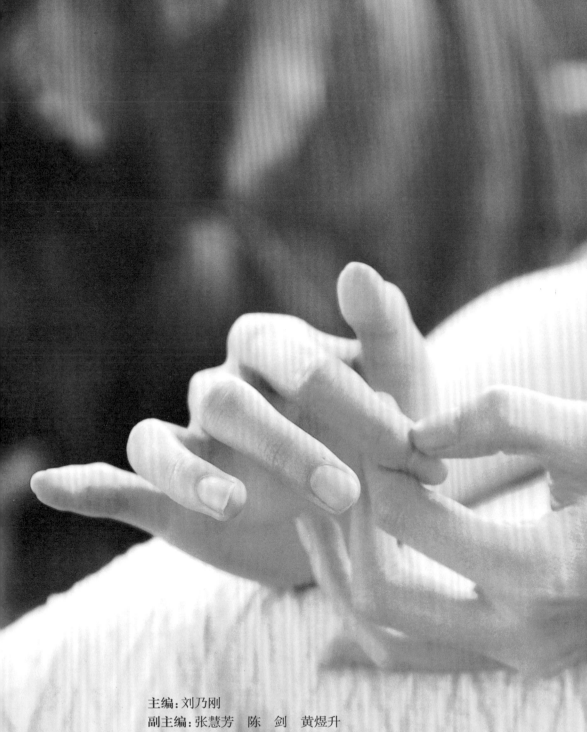

主编：刘乃刚
副主编：张慧芳　陈　剑　黄煜升
编委：王　旭　李　辉　史榕荇　张永旺　吴建敏　梁婷婷
　　　王双龙　丁海涛　杨　帆　刘卫东　朱新月　董　琦

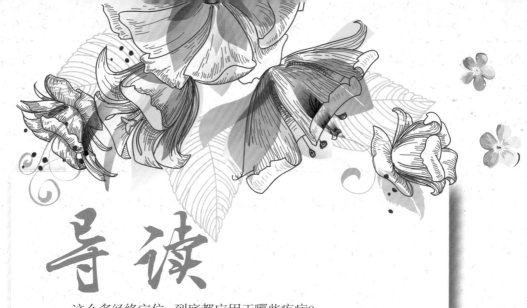

导读

这么多经络穴位，到底都应用于哪些疾病？

文字定位中所说的肌肉群在哪里？

推拿按摩手法如何操作？

只给骨骼图，怎么准确定位穴位？

……

别担心！看完本书，这些问题都不会再困扰你！本书精心选用真人标尺图与真人骨骼图相结合，再特别配上穴位附近的肌肉名称，让你不仅能形象地看到穴位位置，还能清楚了解经络附近的骨骼和肌肉构造，真正做到精准取穴！一穴三图，结合搭配书中的快速取穴方法，让你又快又准地找到穴位，再也不会出现忘记穴位位置的情况，足不出户也可以成为经络穴位专家。

此外，本书中还有常见病的按摩方案，其全部都采用真人演示图，你可以放心地跟着真人演示图学按摩，每个穴位都有详细解释，让你做到心中有穴，下手精准，不差毫厘。

本书取穴为按摩而设，考虑到广大读者的需求，努力让专业变得通俗易懂，不仅解决你取穴时的困扰，更会教你有效的按摩手法。跟着本书学，跟着本书做，就一定能学好按摩！

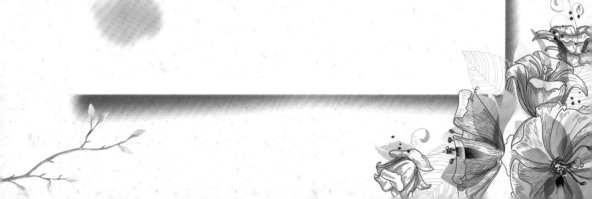

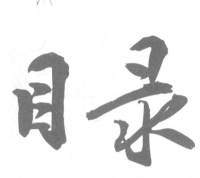

目录

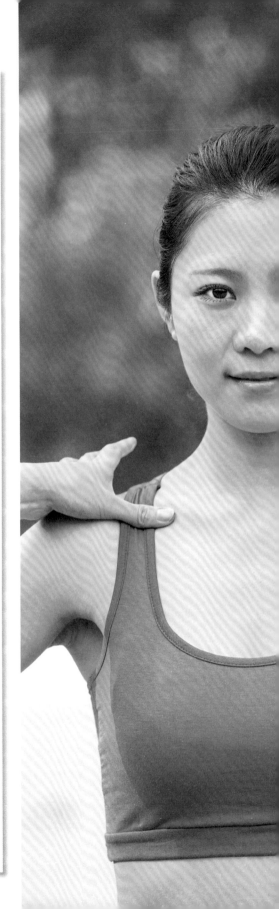

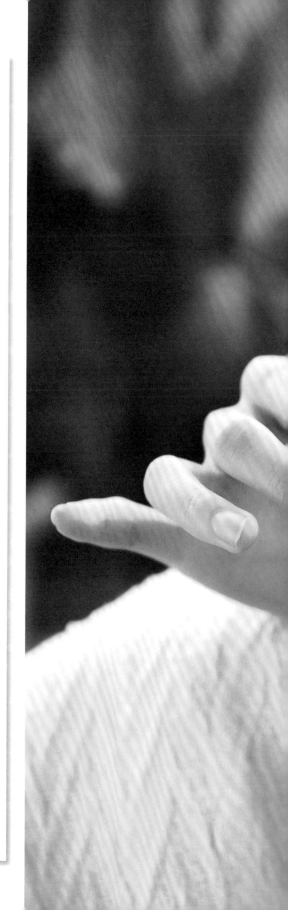

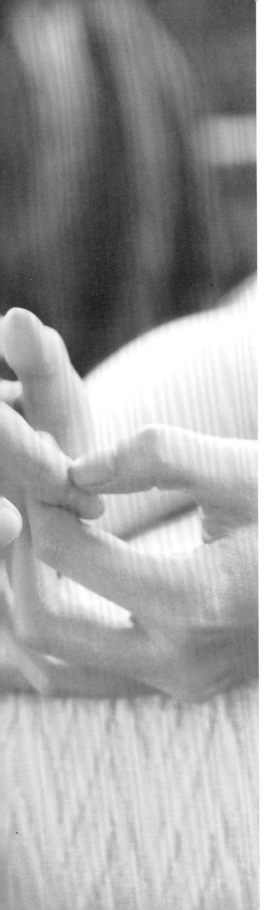

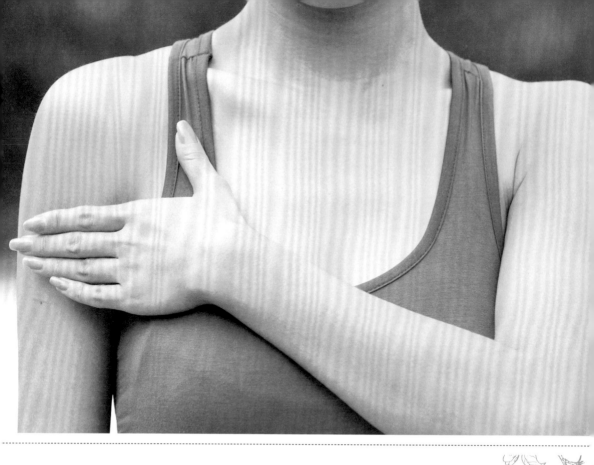

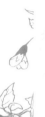

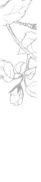

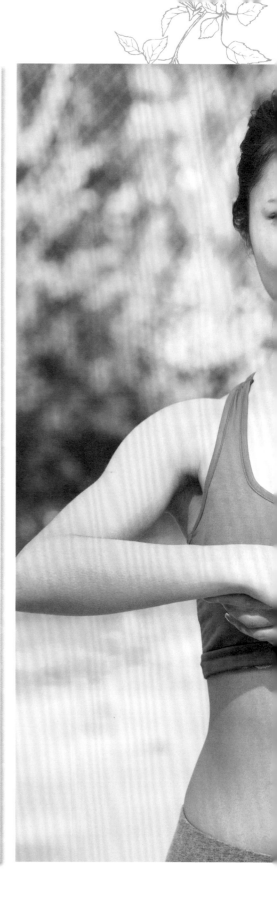

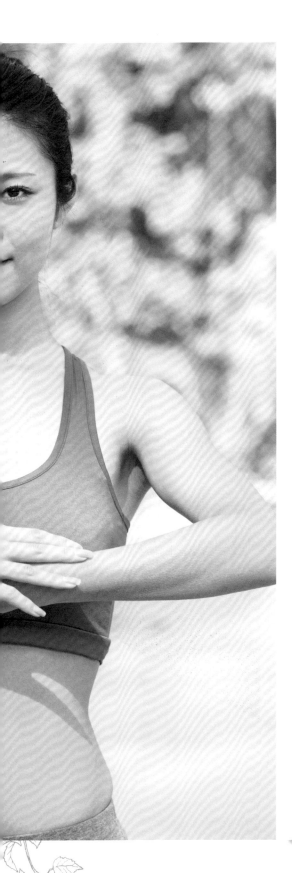

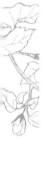

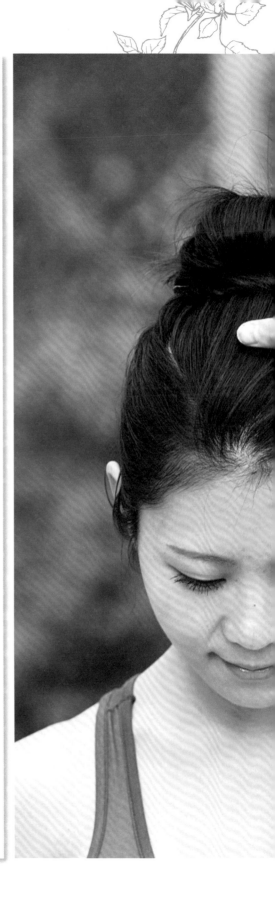

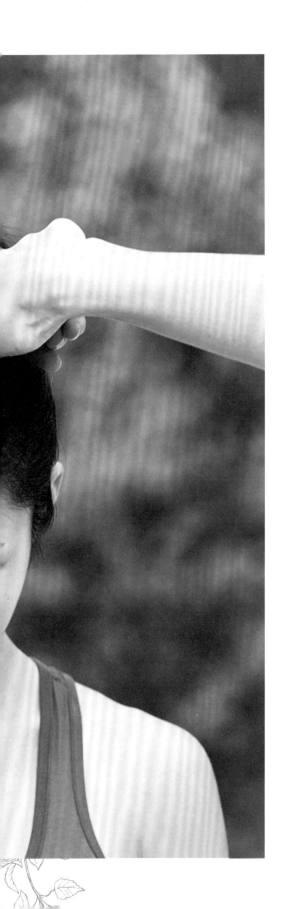

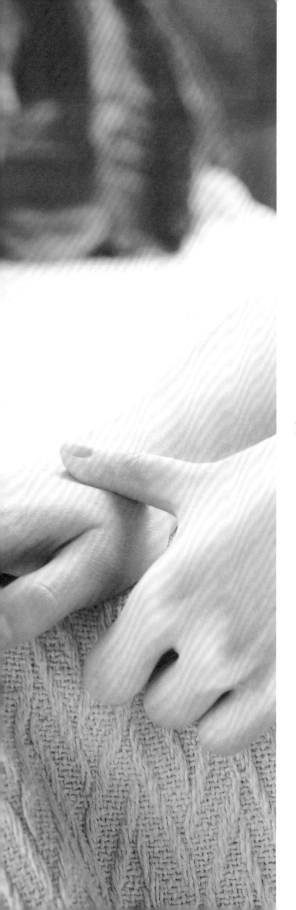

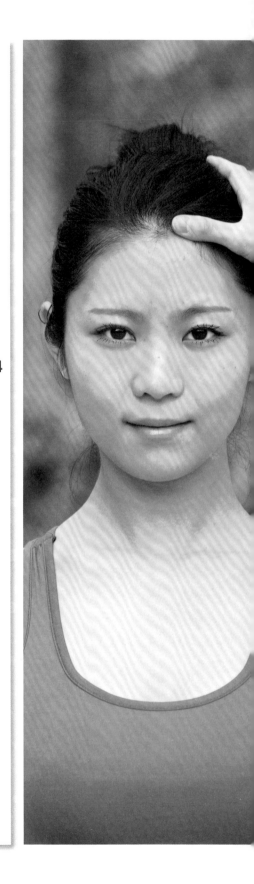

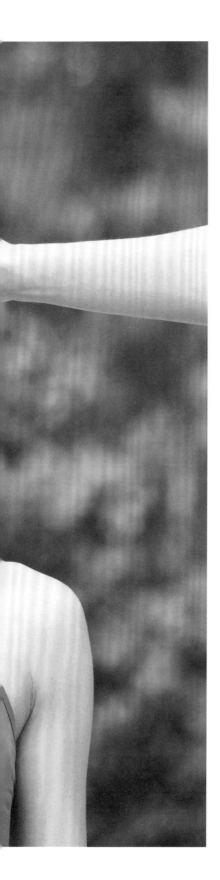

4招教你快速取穴
（拇指同身寸等取穴方法）

许多读者为取穴而烦恼，总是不知道手指同身寸怎么用，骨度折量定位法的寸是怎么来的，为什么不能用厘米等固定长度来表示。

每个人的身高、躯干、四肢长度不同，用厘米等固定长度来标穴位是不准确的，所以按照体表标志选取整个长度，再按骨度折量定位法等分取穴是比较标准的。下面介绍几种常见易学的取穴方法，方便简单且准确度高，可以此为依据，可以让你轻松找准穴位。

骨度折量定位法

骨度折量定位，是指将全身各部位以骨节为主要标志，规定其长短，并依其比例折算作为定穴位的标准。此种方法，不论男女、老少、高矮、胖瘦都适用，从而解决了在不同人身上定穴的难题。

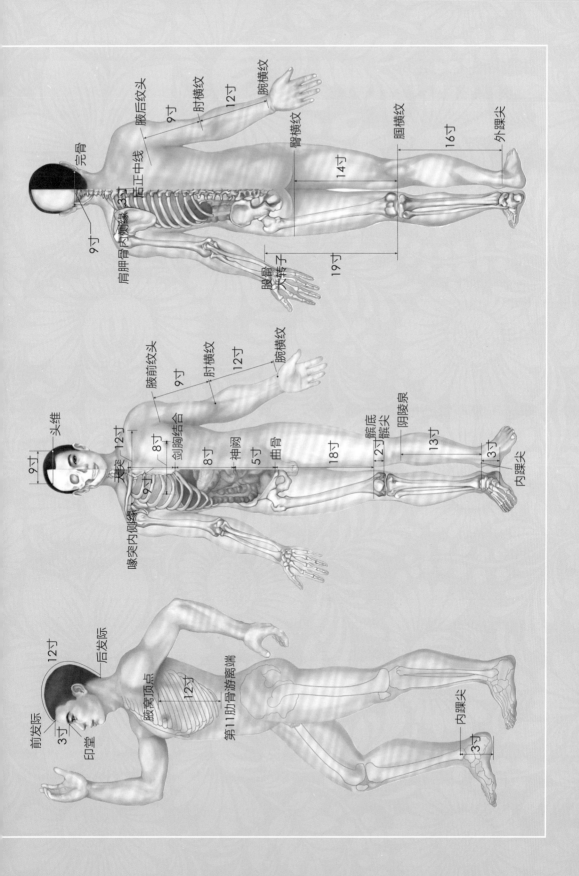

体表固定标志定位

这是根据人体体表标志而定取穴位的方法。人体体表标志，可分为固定标志和活动标志两种。

固定标志，指由骨节和肌肉所形成的突起或凹陷，比如五官轮廓、指（趾）甲等。如以肚脐为标志，其上1寸是水分，其下1寸是阴交，左右旁开4寸是大横。

活动标志，是指利用关节、肌肉、皮肤等随意活动而出现的空隙、凹陷、皱纹等作为取穴的标志。如让手掌五指在同一平面，拇指与其余四指呈90°，拇指根部两个肌腱间的凹陷就是阳溪。

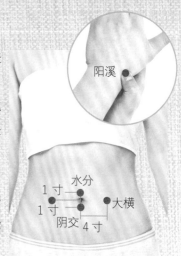

阳溪

水分
1寸
1寸　　　大横
阴交　4寸

手指同身寸

这是以手指尺寸为标准来测量取穴的一种方法，其依据是以本人的手指关节长度作为度量单位。每个人的身高同手指关节成正比，用手指关节测量穴位不但简便易行，且有一定的准确性，适用于不同身高的人。

中指同身寸：以自己中指指节桡侧两端纹头之间的距离为1寸。

拇指同身寸：以自己拇指的指尖关节的宽度为1寸。

横指同身寸：将自己的食指、中指、无名指、小指并拢，以中指中节关节横纹为标准，四指的宽度为3寸。

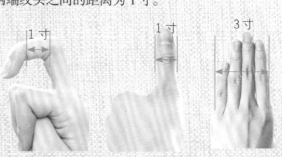

1寸　　　1寸　　　3寸

简便取穴法

这是一种简单易行的常用取穴方法，虽然不适用于所有的穴位，但是操作方便，容易记牢。例如：

风市：自然立正，垂臂于大腿外侧，中指端所指之处即是。

劳宫：半握拳，中指指尖压在掌心对应处即是。

合谷：一手轻握拳，另一手握于拳外，大拇指指腹垂直下压处即是。

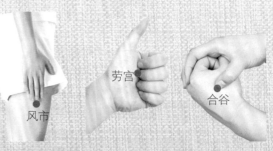

风市　　劳宫　　合谷

按摩常用手法

揉法

　　揉法主要运用手掌或手指贴紧体表皮肤并带动皮下组织做环状揉动。

　　用手掌大鱼际或掌根着力于体表，腕部放松，以肘部为支点，摆动前臂，带动腕部做力道均匀的摆动，这种手法称为掌揉法；还有一种是指揉法。指用手指着力于体表，腕部放松，以肘部为支点，摆动前臂，带动腕部和手指做力道均匀的摆动。

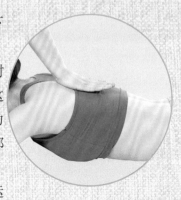

　　揉动时不要"皮动肉不动"，要带动皮下组织一起运动，而且不能在体表摩擦。

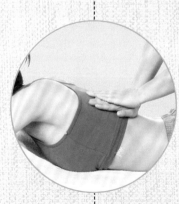

按法

　　按法通常是指用手指、手掌或肘部按压身体部位。

　　做按法时，以拇指指端或螺纹面放置在身体部位或穴位上，其余四指张开，以腕关节为支点，垂直按压部位，称为指按法；用单掌或双掌重叠按压身体部位，称为掌按法；也可用手肘部利用上半身的重量有节律地按压，称为肘压法。

　　运用按法时，用力应缓慢，有节律，由轻到重，不可突然使用重力。

摩法

　　摩法主要运用手掌或手指在体表做有规律的摩动。

　　手掌伸直，平置于体表，以肘关节为支点，前臂做环旋运动，手掌做环形摩动，称为掌摩法；指摩法是指手指和手掌部伸直，四指并拢，腕关节微屈，用四指指面着于体表，以肘关节为支点，前臂做环旋运动，手指面做环形摩动。

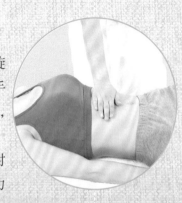

　　要根据病情决定手法的摩动方向。虚证需补，应顺时针方向按摩；实证需泻，应逆时针方向按摩。速度、压力大小应适中。

按摩常用骨骼详解

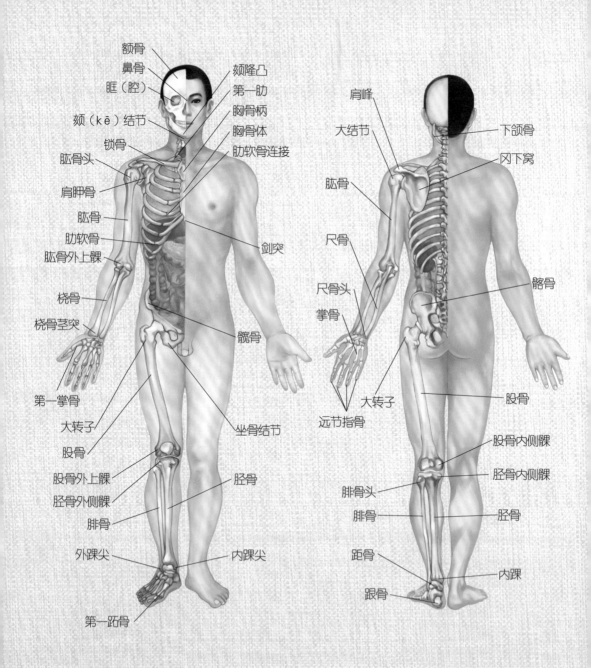

额骨
鼻骨
眶（腔）
颏（kē）结节
锁骨
肱骨头
肩胛骨
肱骨
肋软骨
肱骨外上髁
桡骨
桡骨茎突
第一掌骨
大转子
股骨
股骨外上髁
胫骨外侧髁
腓骨
外踝尖
第一跖骨

颏隆凸
第一肋
胸骨柄
胸骨体
肋软骨连接
剑突
髌骨
坐骨结节
胫骨
内踝尖

肩峰
大结节
肱骨
尺骨
尺骨头
掌骨
大转子
远节指骨

下颌骨
冈下窝
髂骨
股骨
股骨内侧髁
胫骨内侧髁
胫骨
内踝
跟骨

腓骨头
腓骨
距骨

按摩常用肌肉详解

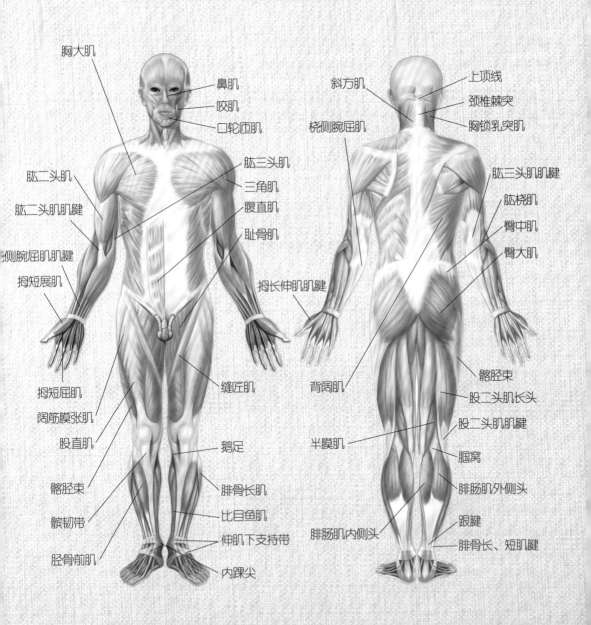

第一章 60种常见疾病的特效按摩法

| 糖尿病 | 高血压 | 高脂血症 |

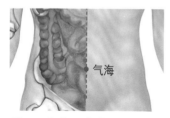

① 用食指、中指、无名指轻轻按摩气海2分钟，以产生酸胀感为宜。

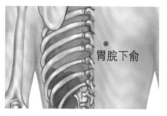

② 用健康槌轻轻叩击胃脘下俞2分钟。

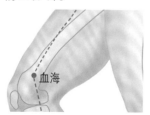

③ 拇指指腹均衡用力按压血海1分钟，配合呼吸，效果更好。

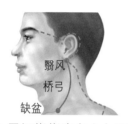

④ 用拇指指腹自上向下推桥弓（翳风与缺盆的连线，即胸锁乳突肌）10~20次。

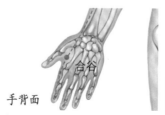

① 用拇指指腹点按合谷30次，力度稍重。

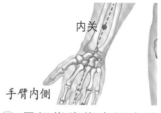

② 用拇指腹指点揉内关3~5分钟，力度适中。

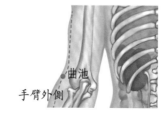

③ 用食指中节按压曲池3分钟，力度稍重。

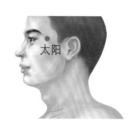

④ 用双手掌根按揉两侧太阳，顺时针方向、逆时针方向各1分钟。

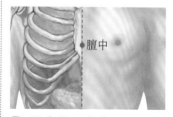

① 用食指、中指、无名指指腹按揉膻中50次。

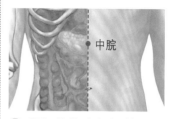

② 用拇指指尖轻轻按压中脘20次。

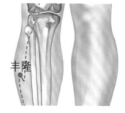

③ 用拇指指尖用力按揉丰隆2分钟。

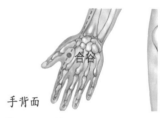

④ 用拇指指腹点按合谷30次，力度稍重。

冠心病	脂肪肝	慢性胆囊炎

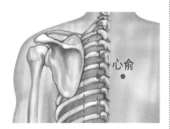

① 以健康槌叩击心俞 2 分钟，以产生酸胀感为宜。

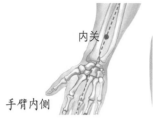

② 用拇指点按内关 30 次，两手交替进行，力度适中。

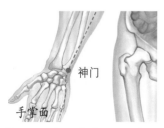

③ 用拇指和食指揉捏神门 3~5 分钟，两手交替进行，力度适中。

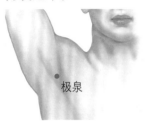

④ 用拇指按压极泉 1 分钟。按压时其余四指扶住腋窝后方的肩膀。

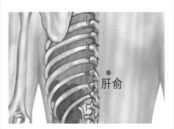

① 用双手的拇指同时按压两侧肝俞 20 次，可边按边转圈。

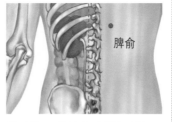

② 用双手的拇指同时按压两侧脾俞 20 次，可边按边转圈。

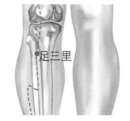

③ 用拇指指腹重力按压足三里 1~3 分钟。

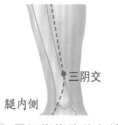

④ 用拇指指腹均匀地按压三阴交 2 分钟。

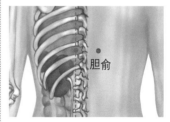

① 用拇指指腹按揉胆俞 1~3 分钟。

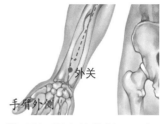

② 用拇指点按外关 20 次，力度适中。

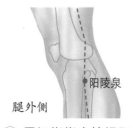

③ 用拇指指尖按揉阳陵泉 100 次，力度稍重。

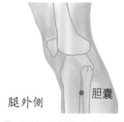

④ 用拇指指尖按揉胆囊 3 分钟，用力均衡。

更年期综合征	中风后遗症	白内障

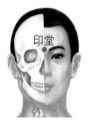

① 用食指指腹沿印堂向上推，反复做 1 分钟。

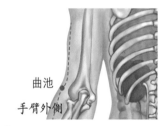

① 用拇指指腹按揉患侧曲池 100 次。

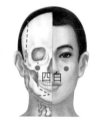

① 食指指尖按揉四白 1~3 分钟，每天数次。

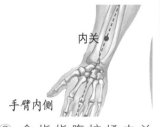

② 食指指腹按揉内关 10~15 分钟，每日 2~3 次。

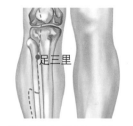

② 用拇指点揉足三里 1 分钟，力度稍重。

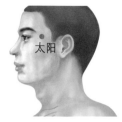

② 中指和无名指并拢，用二指的指腹按揉两侧太阳 2 分钟。

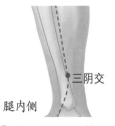

③ 用拇指指腹按揉三阴交 1 分钟，适当用力。

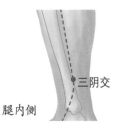

③ 用拇指指腹点揉三阴交 1 分钟，力度适中。

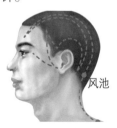

③ 用双手拇指按揉风池 2 分钟，力度以酸胀透遍全身为宜。

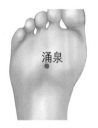

④ 用四指反复搓擦涌泉 3 分钟至脚心发热。

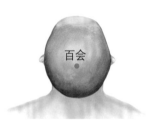

④ 用中间三指的指尖叩击百会 2~3 分钟。

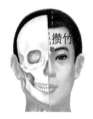

④ 用双手食指按压攒竹 30 次，力度宜轻。

头痛	耳鸣	头晕

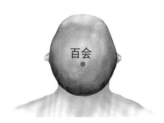

① 用食指指腹适当用力按揉百会 1 分钟。

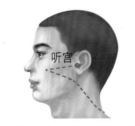

① 用双手中指指腹按压听宫 1 分钟。

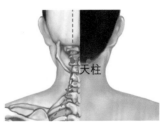

① 食指指尖按揉天柱各 3 分钟，每天 1 次。

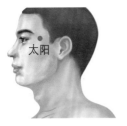

② 用双手的指腹按揉两侧太阳 1 分钟。

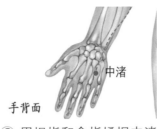

② 用拇指和食指揉捏中渚 1 分钟。

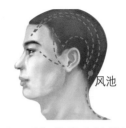

② 用双手拇指指尖按揉风池 1~2 分钟，用力适中。

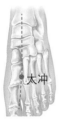

③ 用拇指指腹点按太冲 1 分钟，力度适中。

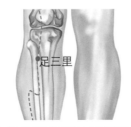

③ 用拇指指腹按压足三里 20~30 次，力度稍重。

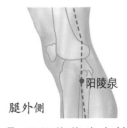

③ 用拇指指尖点按阳陵泉，双侧各按摩 20 次。

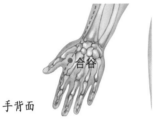

④ 用拇指和食指夹住合谷，用力按揉 1 分钟。

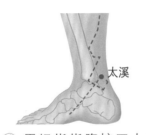

④ 用拇指指腹按压太溪 10~15 次，力度稍重。

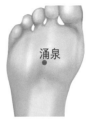

④ 用手掌反复搓擦涌泉 3 分钟，直至脚心发热。

胸闷	心悸	失眠

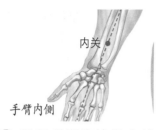

① 用拇指指腹按揉内关 20~30 次。

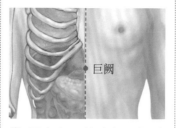

① 用大鱼际从腹部巨阙处 向下轻轻推摩 30 次。

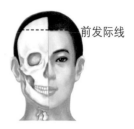

① 双手五指张开，从前 发际至后发际反复拿捏 10 次。

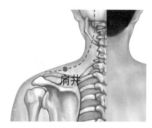

② 每天早晚中指指腹揉肩 井 3 分钟，长期坚持。

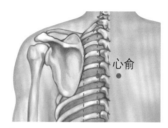

② 右手握拳，用拳面轻轻 叩击心俞 1~3 分钟。

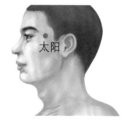

② 双手食指弯曲，抹刮眉 弓至太阳 2 分钟。

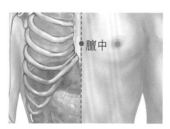

③ 中间三指并拢，用指腹 按压膻中，力度要轻，直至 胸闷缓解。

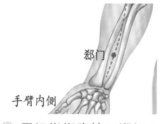

③ 用拇指指腹按压郄门 3 分钟，力度适中。

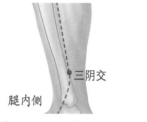

③ 用拇指揉按三阴交 2 分 钟，两侧可同时进行。

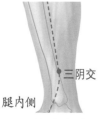

④ 用拇指指腹按揉三阴交 2 分钟，左右交替进行，力 度适中。

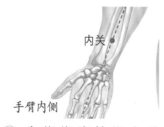

④ 食指指腹按揉内关 10~15 分钟，每日 2~3 次。

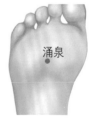

④ 用小鱼际擦涌泉 2 分钟 至发热，力度稍重。

牙痛

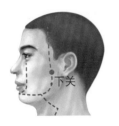

① 用食指指腹按揉下关 2 分钟,力度适中。

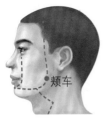

② 用食指指腹按揉颊车 2 分钟,力度适中。

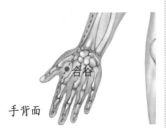

③ 用拇指用力按压合谷 1 分钟,力度逐渐加大。

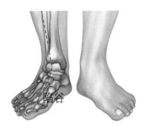

④ 用拇指指尖按揉陷谷 1~2 分钟,力度稍重。

感冒

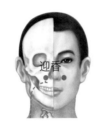

① 双手食指置于迎香处,上下搓擦 1 分钟,直至用鼻呼吸通畅。

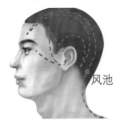

② 双手抱拢头部,用双手拇指在颈后的风池处揉捻 1 分钟。

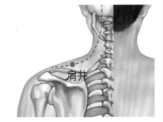

③ 用右手中间三指按揉左侧肩井 1 分钟,然后左手按右侧肩井,力度宜重。

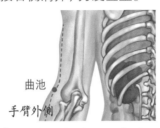

④ 用食指中节叩压曲池 1 分钟,力度稍大,双侧交替进行。

咳嗽

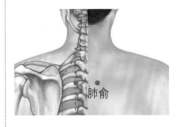

① 用中指指尖按揉肺俞 1 分钟,力度适中。

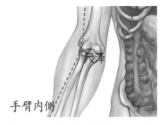

② 用拇指指腹按压尺泽 1~3 分钟,力度适中。

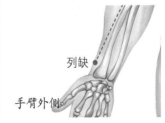

③ 用拇指指尖压捻列缺 2 分钟,逐渐加力。

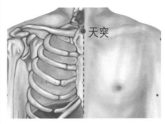

④ 用中指指腹慢慢地按压天突,每次 1~2 分钟。

哮喘	咽喉肿痛	慢性咽炎

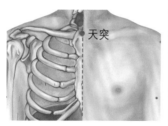

① 用食指和中指轻轻按压天突 1~2 分钟。

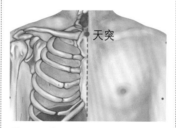

① 用食指按压天突 3 分钟，力度以有酸胀感为宜。

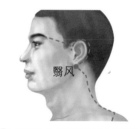

① 双手食指同时按压翳风 1 分钟，力度较轻。

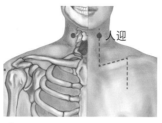

② 用拇指指尖按揉人迎 3 分钟，力度适中。

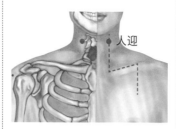

② 用拇指和食指按压一侧人迎 1~3 分钟，再按另一侧。

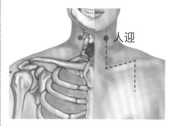

② 用拇指指腹按揉人迎 1~3 分钟。

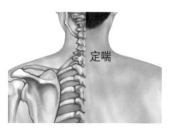

③ 哮喘急性发作时，用拇指指尖重按定喘 30~50 次。

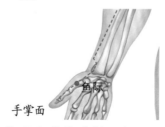

③ 用拇指指尖按压鱼际 3 分钟，力度适中。

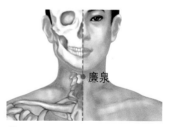

③ 用拇指指腹点揉廉泉，反复进行 3~5 分钟。

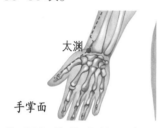

④ 用拇指指腹按压太渊 1~3 分钟。

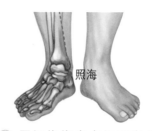

④ 用拇指指尖点揉照海 3 分钟，力度以产生酸胀感为宜。

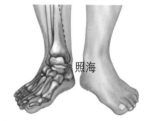

④ 用拇指点按照海 1~3 分钟，力度以局部酸胀为宜。

肺炎

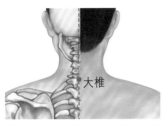

① 用拇指按揉大椎 1 分钟，力度要轻。

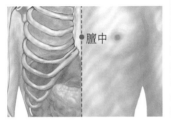

② 用中间三指的指腹轻轻按压膻中 1 分钟。

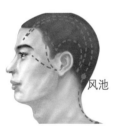

③ 用两手拇指抵住风池，左右同时按压 1~3 分钟。

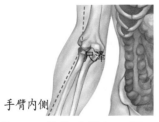

④ 用拇指指尖按揉尺泽 3 分钟，力度适中。

慢性支气管炎

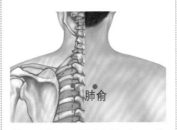

① 用拇指按揉肺俞 3 分钟，力度适中。

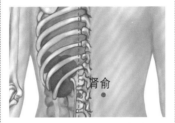

② 用双手拇指点按肾俞 30 次，力度适中。

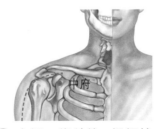

③ 中间三指并拢，轻轻按揉中府两三分钟。

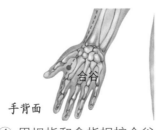

④ 用拇指和食指捏按合谷 30 次，适当加力。

过敏性鼻炎

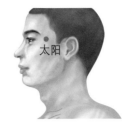

① 用拇指按揉太阳 3 分钟。

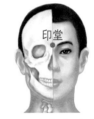

② 用双手中指指腹交替向上推印堂 100 次。

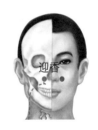

③ 用食指和中指指尖上下推擦迎香 2 分钟。

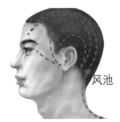

④ 用双手拇指按揉风池 2 分钟。

慢性鼻炎	打嗝	恶心、呕吐

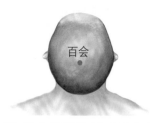

① 用食指指腹顺时针方向揉百会 1 分钟。

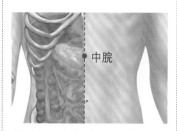

① 用拇指指尖轻轻按压中脘 20 次，力度适中。

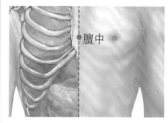

① 用中间三指的指腹向下推膻中 100 次。

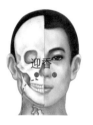

② 用双手食指同时按压迎香 1 分钟，力度适中。

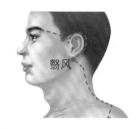

② 用食指指腹轻轻按摩翳风，每次 3~5 分钟。

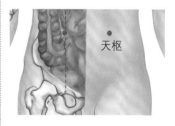

② 用拇指指腹按揉天枢 1 分钟，适当用力。

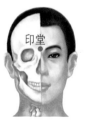

③ 用食指指腹按压印堂 1 分钟，力度要轻。

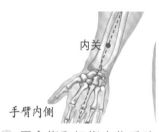

③ 用食指和拇指夹住手腕的内关，掐按 3 分钟。

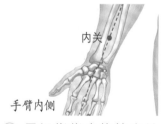

③ 用拇指指尖掐按内关 20 次，力度适中。

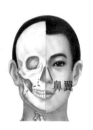

④ 用食指和中指指腹推擦两侧鼻翼 100 次。

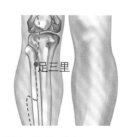

④ 用拇指指腹按压足三里 1~3 分钟。

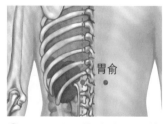

④ 用双手拇指指尖同时按压两侧胃俞 20 次。

腹泻	肠鸣、腹胀	便秘
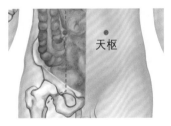	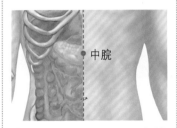	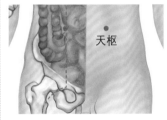
① 用中间三指按摩天枢，每次 1~3 分钟。	① 用拇指或中指轻轻点按中脘 1 分钟。	① 用拇指指腹按揉天枢 1 分钟，可两侧同时按压。
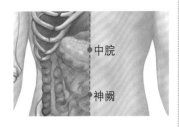	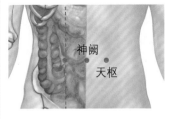	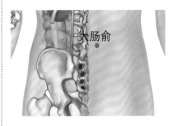
② 用掌心在中脘和神阙周围揉摩 1~3 分钟至腹部发热。	② 用掌心按摩神阙、天枢，直至腹部发热。	② 用双手拇指点按大肠俞 20 次，力度适中。
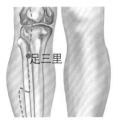	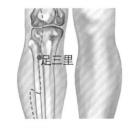	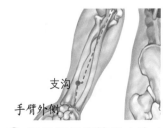
③ 用拇指指腹按压足三里 20 次，力度稍重。	③ 用拇指重力按压足三里 20 次。	③ 用拇指指腹按揉支沟 1 分钟，以产生酸胀感为宜。
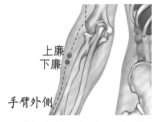	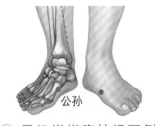	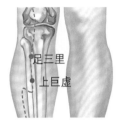
④ 用拇指指腹按揉上廉、下廉各 1~3 分钟。	④ 用拇指指腹按揉两侧公孙 100 次，两侧可同时进行。	④ 用拇指略微用力按压上巨虚，按住 5 秒后松开，反复进行 10 次。

痔疮

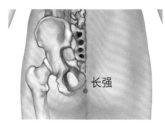

① 用中指指尖按揉长强 3 分钟，力度适中。

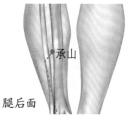

腿后面

② 取跪姿，将拳头放在承山的位置，然后用大腿夹紧拳头，刺激承山 3~5 分钟。

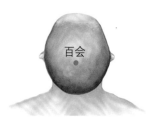

③ 用食指和中指指尖按揉百会约 3 分钟。

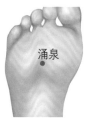

④ 用手掌搓擦足底涌泉 3~5 分钟，直至脚心发热。

慢性胃炎

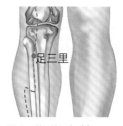

① 用拇指指尖按压足三里，左右穴各 3 分钟。

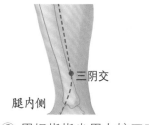

腿内侧

② 用拇指指尖用力按压三阴交，左右穴各 3 分钟。

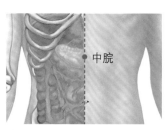

③ 中间三指并拢，用指腹按揉中脘 3 分钟。

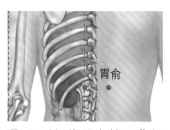

④ 双手拇指用力按压背部的胃俞 10 次。

胃下垂

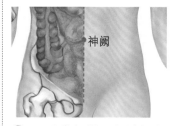

① 两手掌相叠，自神阙向左上腹推抹 100 次。

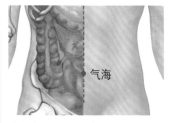

② 中间三指并拢，用指腹按揉腹部气海 1 分钟。

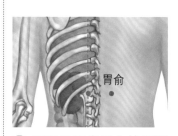

③ 用双手拇指用力按压胃俞 20 次。

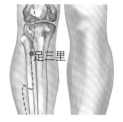

④ 用拇指按压两侧足三里各 1 分钟，力度适中。

十二指肠溃疡	神经衰弱	坐骨神经痛

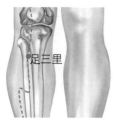

① 用拇指指尖重按足三里 100 次,力度适中。

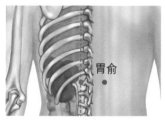

② 双手拇指同时按压胃俞 20 次,力度适中。

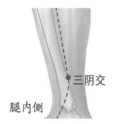

③ 拇指指腹用力按压三阴交 20 次,力度以耐受为度。

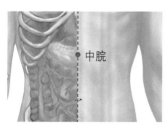

④ 用中间三指的指腹按摩中脘 2~3 分钟,力度适中。

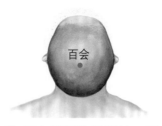

① 用中指指腹轻轻按压百会 1 分钟。

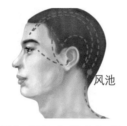

② 用拇指和食指拿捏风池 30 次,力度适中。

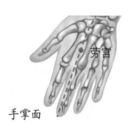

③ 用拇指指腹按揉劳宫 3 分钟,力度适中。

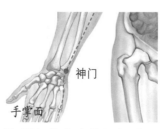

④ 用拇指和食指揉捏神门 3 分钟,力度适中。

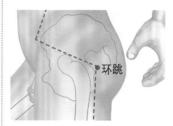

① 用中间三指指尖按揉患侧环跳 100 次,用力稍重。

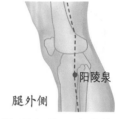

② 用拇指用力点按阳陵泉 100 次。

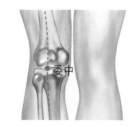

③ 用拇指点按委中 30 次,力度以可耐受为度。

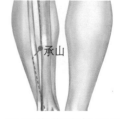

④ 用拇指指腹按揉承山 100 次,用力稍重。

面神经麻痹	三叉神经痛	偏头痛

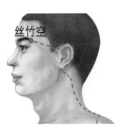

① 用双手食指轻轻按揉丝竹空 1~3 分钟。

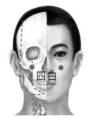

② 用双手食指轻轻按压四白 1~3 分钟。

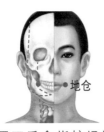

③ 用双手食指按揉地仓 1~3 分钟，力度适中。

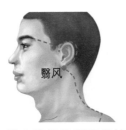

④ 用食指指腹轻轻揉按翳风 1~3 分钟。

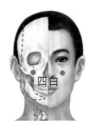

① 用双手食指轻轻按揉两侧四白 1 分钟。

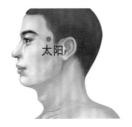

② 用双手中指指腹揉按太阳 1~3 分钟，一天 2 次。

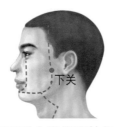

③ 用双手食指指腹按揉下关 1 分钟，力度适中。

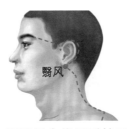

④ 用双手食指同时按压翳风 1 分钟，力度适中。

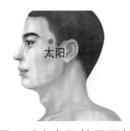

① 用双手大鱼际按揉两侧太阳 1 分钟。

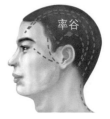

② 用大鱼际向后推率谷 100 次，动作轻柔。

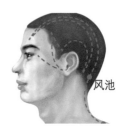

③ 用双手拇指指腹由下往上揉按风池，以有酸胀感为宜。

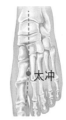

④ 用食指指腹按压太冲 5 次，力度稍大。

皮肤瘙痒症	湿疹	痤疮

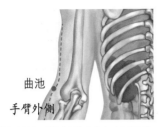

① 用拇指指腹用力按压曲池 3~5 分钟。

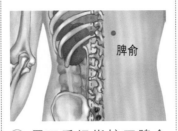

① 用双手拇指按压脾俞 1~3 分钟，力度适中。

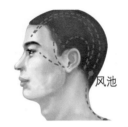

① 用双手食指指腹轻轻按揉风池 1 分钟，有酸胀感为宜。

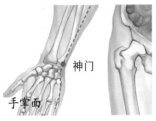

② 用拇指指腹按揉神门 2 分钟，力度适中。

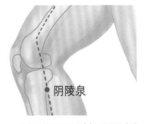

② 双手拇指同时按压两侧阴陵泉 100 次。

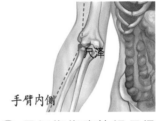

② 用拇指指腹按揉尺泽 100 次，力度适中。

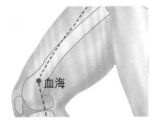

③ 用拇指指腹按揉血海 100 次，两侧可同时进行。

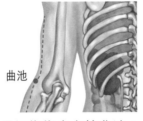

③ 用拇指指尖点按曲池 1 分钟，力度稍大。

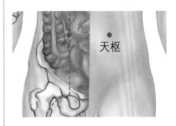

③ 用双手拇指指腹同时按揉两侧天枢 1 分钟。

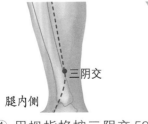

④ 用拇指掐按三阴交 50 次，力度稍大。

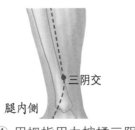

④ 用拇指用力按揉三阴交 1 分钟，两侧可同时进行。

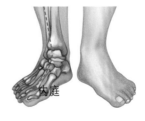

④ 用拇指指腹重力按压内庭 1~3 分钟。

荨麻疹	黄褐斑	颈椎病

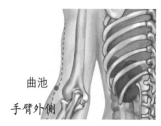

① 用拇指指尖按揉曲池 2～3 分钟，力度适中。

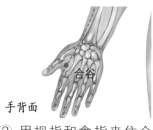

② 用拇指和食指夹住合谷，用力按揉 1~3 分钟。

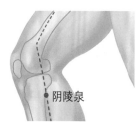

③ 用拇指指腹按压阴陵泉 20 次，力度适中。

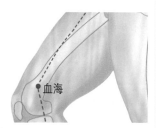

④ 用拇指指腹按揉血海 100~300 次。

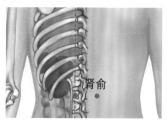

① 用双手拇指指尖按压肾俞 20 次，力度适中。

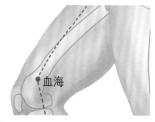

② 用拇指指腹按压血海 1~3 分钟，力度适中。

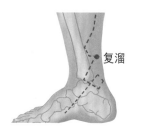

③ 用拇指指腹按揉复溜 1 分钟，力度适中。

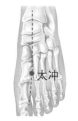

④ 用食指指腹按压太冲 1 分钟，力度稍大。

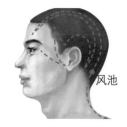

① 用两手拇指同时按揉两侧风池 1~3 分钟，力度以感到酸胀为宜。

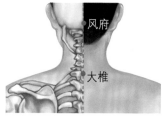

② 用拇指和食指沿风府向下拿捏至大椎，约 1 分钟。

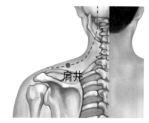

③ 用双手中指指腹按压同侧肩井，由轻到重按压 10 次。

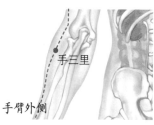

④ 用拇指指腹按揉手三里 1~3 分钟，力度适中。

腰椎间盘突出症	急性腰扭伤	肩周炎

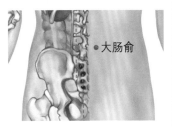

① 用双手拇指分别按压两侧的大肠俞各 20 次。

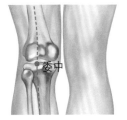

② 用拇指点按委中 30 次，力度以可耐受为度。

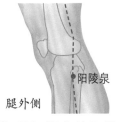

腿外侧

③ 用拇指点按阳陵泉 30 次，力度适中。

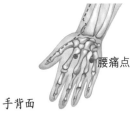

手背面

④ 疼痛发作时，用拇指揉按手背的腰痛点 3 分钟。

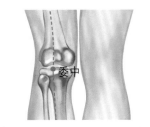

① 用拇指点按委中 30 次，力度以能够耐受为度。

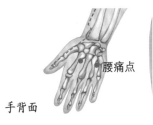

手背面

② 用拇指揉按手背的腰痛点 3 分钟。

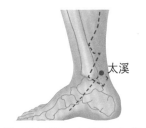

③ 用拇指、中指和食指指腹同时拿捏太溪和昆仑（见 40 页）30 次，力度要重。

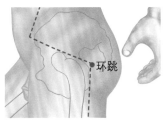

④ 用双手拇指指腹点按环跳 3 分钟。

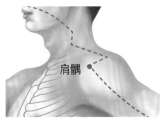

① 用食指和中指指腹点按肩髃 30 次，力度适中。

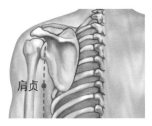

② 用食指和中指指腹点按肩贞 30 次，力度适中。

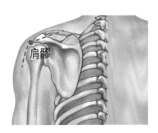

③ 食指和中指并拢，用二指指腹点按肩髎 30 次。

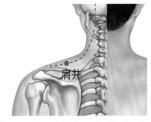

④ 用中指揉按肩井 3 分钟，力度稍重。

腰肌劳损	小腿抽筋	足跟痛

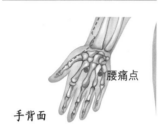

① 用拇指指尖按揉腰痛点，左右穴各 30 次。

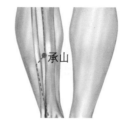

① 用拇指点揉承山约 2 分钟，以有酸胀感为宜。

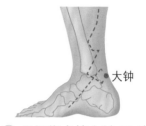

① 用拇指点按大钟 50 次，力度适中。

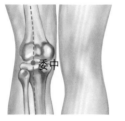

② 用食指指腹按揉委中，每次 1~3 分钟。

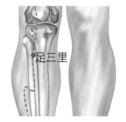

② 用拇指点按足三里 30 次，力度稍重，两侧可同时进行。

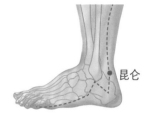

② 以拇指与食指、中指相对用力，同时拿捏昆仑、太溪(见本页) 1~2 分钟。

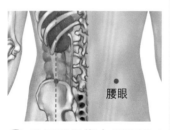

③ 用双手拇指点压腰眼 1 分钟，力度适中。

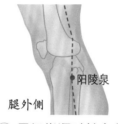

③ 用拇指顺时针方向按揉阳陵泉 1 分钟，力度适中。

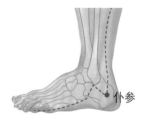

③ 用拇指指尖点按仆参 1~2 分钟，力度适中。

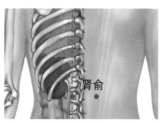

④ 双手五指并拢，掌根自上而下反复斜擦两侧肾俞 30~50 次。

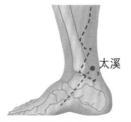

④ 以拇指与食指、中指相对用力拿捏腓肠肌至跟腱太溪、昆仑(见本页)处，重复3~5遍。

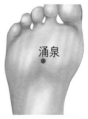

④ 用拇指指腹从涌泉向足趾方向推按 6~8 次。

| 类风湿关节炎 | 阳痿 | 早泄 |

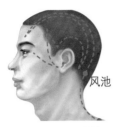

① 用两手拇指同时按压两侧风池 1~3 分钟。

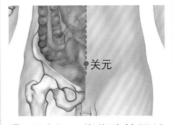

① 用中间三指指腹按揉关元 150 次，动作轻柔。

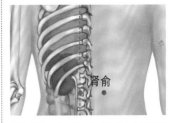

① 用双手拇指指尖按压两侧肾俞 50 次。

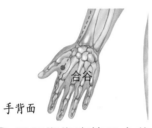

② 用拇指指腹按压合谷 1~3 分钟，力度适中。

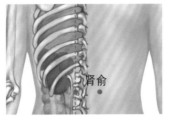

② 用双手拇指指尖按压两侧肾俞 100 次。

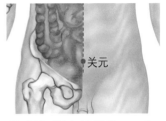

② 用拇指点按关元 30 次，力度适中。

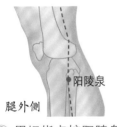

③ 用拇指点按阳陵泉 1~3 分钟，力度适中。

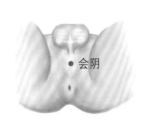

③ 用拇指指尖重力按压会阴 10 次。

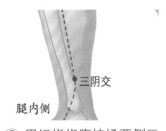

③ 用拇指指腹按揉两侧三阴交 50 次。

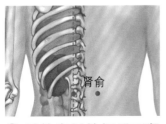

④ 用按摩锤敲打后腰肾俞，每次 3~5 分钟。

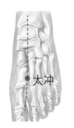

④ 用拇指指尖重力按压太冲 30 次，两足可同时进行。

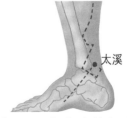

④ 用拇指指腹按揉太溪 3 分钟，食指可同时按揉昆仑。

前列腺疾病	遗精	乳腺增生

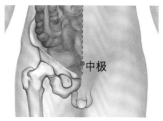

① 用中指按压中极 1 分钟，力度适中。

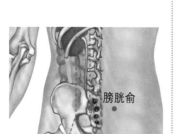

② 用拇指指腹按揉膀胱俞 1~2 分钟。

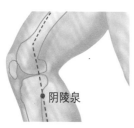

③ 用拇指指腹按揉阴陵泉 1 分钟。

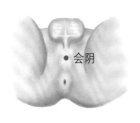

④ 以中指指腹揉按会阴 1~3 分钟，以有酸胀感为宜。

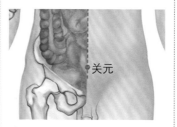

① 用中间三指指腹摩揉关元 3~5 分钟。

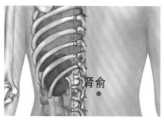

② 用双手拇指指尖按压肾俞 20 次，力度适中。

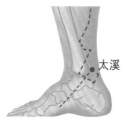

③ 用拇指按揉太溪 2 分钟，力度适中。

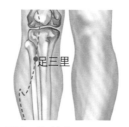

④ 用拇指按揉足三里 20 次，力度稍大。

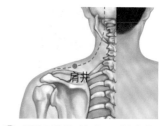

① 用拇指和其余四指拿捏肩井处肌肉 30 次。

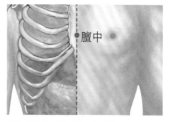

② 用拇指指腹按揉膻中 3~5 分钟，力度适中。

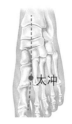

足背

③ 用食指指尖按揉太冲 30 次，用力略重。

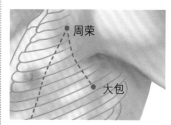

④ 用中指指尖勾点大包 50~100 次，用力稍重。

月经不调	痛经	闭经

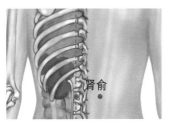

① 两手叉腰，用拇指指腹按揉两侧肾俞 1 分钟。

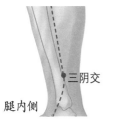

② 用拇指指腹点按三阴交 1 分钟，力度适中。

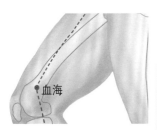

③ 用拇指指尖点按血海 1 分钟，力度要均衡。

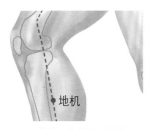

④ 用拇指指腹按揉地机 1 分钟，力度适中。

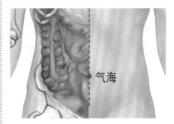

① 中间三指并拢，用手掌顺时针方向在气海按摩 30 圈。

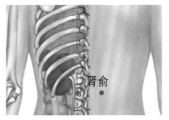

② 双手叉腰，用拇指点压两侧肾俞 1 分钟。

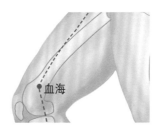

③ 用拇指指腹按压血海 2 分钟，力度适中。

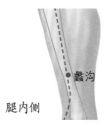

④ 用拇指指尖用力点按蠡沟 20 次，两侧可同时进行。

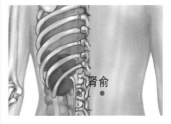

① 双手叉腰，用拇指点压肾俞 20 次。

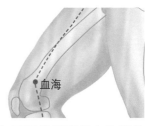

② 用拇指指腹用力均衡地按压血海 20 次。

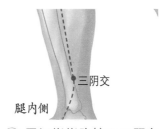

③ 用拇指指腹按压三阴交 20 次。

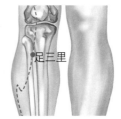

④ 用拇指指腹按揉足三里 50 次，力度适中。

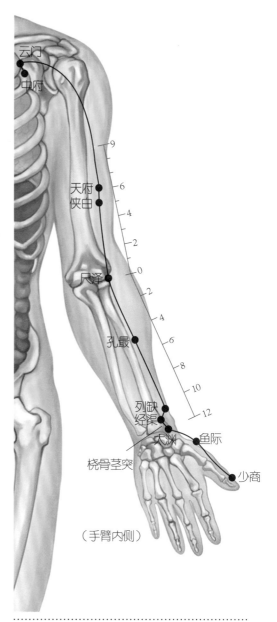

肺经位于上肢内侧，看电视、等车等空闲时间都可用手掌拍打该经所循行位置。因为人的肺气永远都不会变多，只会变少。拍打时力度宜轻，轻度拍打是补气，用力过重，就会"泻"气。

第二章
手太阴肺经

保养肺经的最佳方法和时间

1 寅时(3:00~5:00)经脉气血循行流注至肺经，肺有病的人经常会在此时醒来，这是气血不足的表现。

2 寅时按摩保养肺经最好，但此时正是睡眠时间，因此，上午9:00~11:00 即足太阴脾经当令的时段，可对肺经和脾经进行按摩。

经络保养

拍打该经循行部位时，不可用力过度。尽量不要选择在寅时拍打或按摩，以免影响睡眠质量，造成精力下降。

禁忌

骨骼图

云门
中府

9

天府
侠白

6
4
2
0

尺泽

2
4
6

孔最

8
10
12

列缺
经渠
鱼际
太渊
桡骨茎突
少商

（手臂内侧）

肺经主治经络证：沿肺经所过部位的肿痛、麻木、发冷、酸胀等异常感觉，一般出现在锁骨上窝、上臂、前臂内侧上缘，也就是手臂的桡侧。

肌肉图

真人图

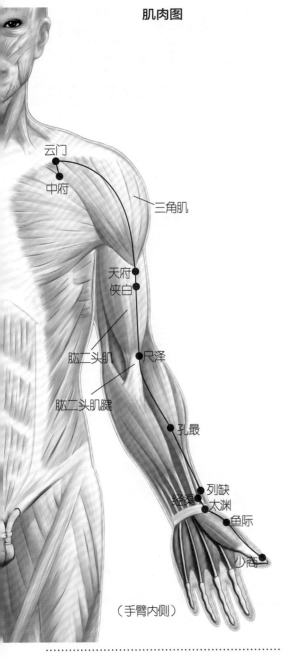

云门
中府
三角肌
天府
侠白
肱二头肌
尺泽
肱二头肌腱
孔最
列缺
经渠
太渊
鱼际
少商
（手臂内侧）

云门
中府
天府
侠白
尺泽
孔最
列缺
经渠
太渊
鱼际
少商

肺经主治脏腑证：肺脏本身异常会出现咳嗽气喘、气短、胸部胀痛等症状。又因肺与口鼻相通，所以也会出现鼻塞、流涕、伤风怕冷等症状。

肺经主治情志病：肺气虚会伤心、自卑、心理压力大；肺气过盛会自负、狂妄。

肺经主治皮肤病：肺经经气异常可导致皮肤改变，如过敏性皮肤病、色斑、无光泽等。

手太阴肺经：气息通畅的总管

按摩方法

点按中府和肺俞各 200 次，止咳。

拇指指腹点揉云门 1~3 分钟，远离咳嗽痰多。

拇指指腹揉按天府，左右各 1~3 分钟，保健鼻部。

拇指指腹揉按侠白，左右各 1~3 分钟，保健肺部。

拇指指腹按压尺泽，左右各 1~3 分钟，补益肺和肾。

拇指指腹按压孔最 1~3 分钟，可防治咯血。

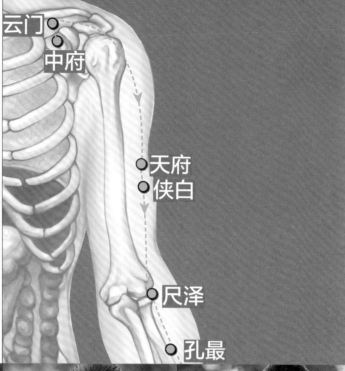

云门
中府
天府
侠白
尺泽
孔最

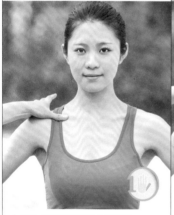

中府 胸闷咳嗽中府收

主治： 肺炎、哮喘、胸痛、肺结核、支气管扩张。

位置： 在胸部，横平第 1 肋间隙，锁骨下窝外侧，前正中线旁开 6 寸。

快速取穴： 双手叉腰，锁骨外侧端下方凹陷下 1 横指。

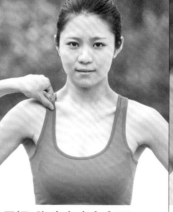

云门 胸痛肩痛全拿下

主治： 咳嗽、气喘、胸痛、肩痛、肩关节内侧痛。

位置： 在胸部，锁骨下窝凹陷中，肩胛骨喙突内缘，前正中线旁开 6 寸。

快速取穴： 双手叉腰，锁骨外端下方的三角形凹陷处。

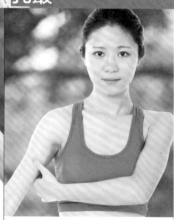

天府 鼻炎的克星

主治： 咳嗽、气喘、鼻塞、上臂内侧疼痛。

位置： 在臂前区，腋前纹头下 3 寸，肱二头肌桡侧缘处。

快速取穴： 臂向前平举，俯头。鼻尖接触上臂内侧处。

肱二头肌桡侧

握拳，手臂抬起呈 90°，上臂肌肉收紧，在突出肌肉外侧。

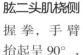

前臂内侧面

腕掌侧远端横纹与肘横纹之间，靠手臂内侧的桡侧缘。

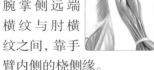

云门

中府

天府
侠白

尺泽

孔最

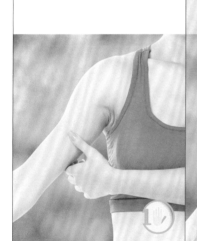

侠白　缓解肋间神经痛

主治： 咳嗽、气喘、干呕、肋间神经痛。

位置： 在臂前区，腋前纹头下 4 寸，肱二头肌桡侧缘处。

快速取穴： 先找到天府，向下 1 横指处即是。

尺泽　清肺泻热

主治： 气管炎、咳嗽、咯血、咽喉肿痛、过敏、湿疹。

部位： 在肘区，肘横纹上，肱二头肌腱桡侧缘凹陷中。

快速取穴： 屈肘时，触及肌腱，其外侧缘即是。

孔最　治咯血的特效穴

主治： 气管炎、咳嗽、咯血。

部位： 在前臂内侧面，腕掌侧远端横纹上 7 寸，尺泽与太渊连线上。

快速取穴： 仰掌向上，另一只手握住手臂中段，拇指下压处。

手太阴肺经：气息通畅的总管

按摩方法

食指指腹揉按列缺，每次1~3分钟，可治桡骨茎突部狭窄性腱鞘炎、头痛。

按揉经渠，可防治老年慢性支气管炎。

食指指腹用力点揉太渊3分钟，直至有酸胀感，能缓解咳喘。

早晚各按揉鱼际200次，并用力向下按压，有酸胀感，可治痰热咳嗽。

用拇指按压少商，有酸痛感，持续半分钟，可治疗咽喉肿痛。

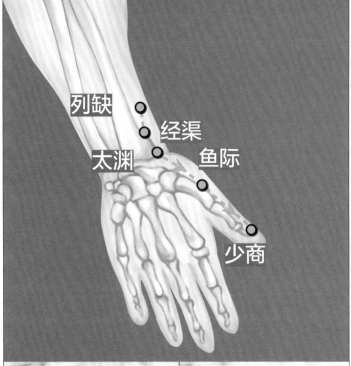

列缺　经渠　太渊　鱼际　少商

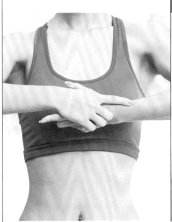

列缺 偏、正头痛都不怕

主治：咳嗽，偏、正头痛。

部位：腕掌侧远端横纹上1.5寸，拇短伸肌腱与拇长展肌腱之间。

快速取穴：两手虎口相交，食指指尖到达处即是。

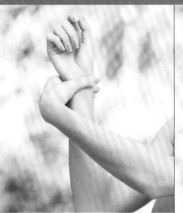

经渠 赶走咳嗽的困扰

主治：咳嗽、气喘、咽喉肿痛、牙痛。

部位：前臂内侧面，腕掌侧远端横纹上1寸，桡骨茎突与桡动脉之间。

快速取穴：掌心向上，一手给另一手把脉，中指所在位置即是。

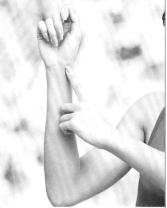

太渊 让气血通畅

主治：脉管炎、肺炎、心动过速。

部位：在腕部，桡骨茎突与舟状骨之间，拇长展肌腱尺侧凹陷中。

快速取穴：掌心向上，腕横纹外侧摸到桡动脉，外侧即是。

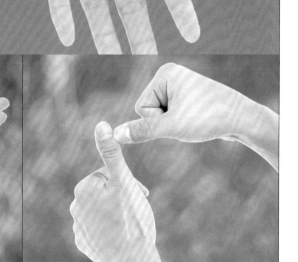

列缺

经渠

太渊

鱼际

少商

拇短伸肌腱

手掌伸开,腕掌侧远端横纹桡侧上2横指即是。

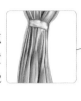

拇指末端桡侧

大拇指第3节骨头的外侧面。

鱼际 失声莫担心

主治:咳嗽、哮喘、咯血、发热、咽喉肿痛、失音、腹泻、拇指根部疼痛、心悸。

部位:在手外侧,第1掌骨桡侧中点赤白肉际处。

快速取穴:一手轻握另一只手手背,弯曲拇指,指尖垂直下按第1掌骨中点赤白肉际处即是。

少商 感冒咽痛不再烦

主治:咳嗽、咽喉肿痛、慢性咽炎、扁桃体炎、中风昏迷、小儿惊风、热病、中暑、感冒。

部位:在手指,拇指末端桡侧,指甲根角侧上方0.1寸(指寸)。

快速取穴:一手拇指伸直,另一手拇、食指轻握,拇指弯曲掐按伸直的拇指指甲角边缘处即是。

大肠经位于上肢外侧，能预防皮肤病。沿大肠经循行路线拍打刺激大肠经，每天 1 次，每次 12 分钟，双手交替进行。也可用刮痧法将大肠经内瘀积的毒素刮出体外，尤其是合谷、曲池等穴。

第三章
手阳明大肠经

保养大肠经的最佳方法和时间

1 卯时(5:00~7:00)大肠经气最盛，完成吸收食物中的水分和营养、排出渣滓的过程。

2 清晨起床后最好养成排便习惯。起床后喝杯温开水，去卫生间把前一天积攒下来的废物排出体外。也可稀释血液，预防血栓形成。

经络保养

孕妇不宜按摩合谷穴，更不可用针灸的方法。有文献记载，孕妇针刺合谷穴可能导致流产。

禁忌

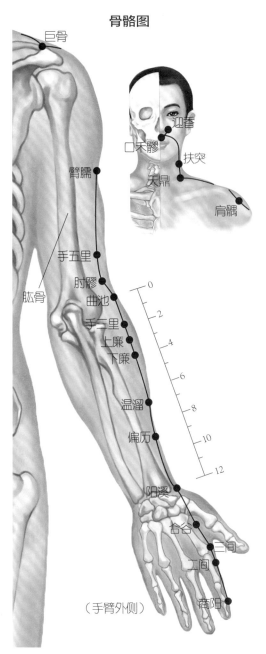

骨骼图

巨骨
迎香
口禾髎
扶突
臂臑
天鼎
肩髃
手五里
肘髎
曲池
肱骨
手三里
上廉
下廉
温溜
偏历
阳溪
合谷
三间
二间
商阳

0
2
4
6
8
10
12

（手臂外侧）

大肠经主治经络证： 大肠经不畅，会导致食指、手背、上肢、后肩等经络循行部位的疼痛、酸、胀、麻等。

肌肉图　　　　　　　　　　　　　**真人图**

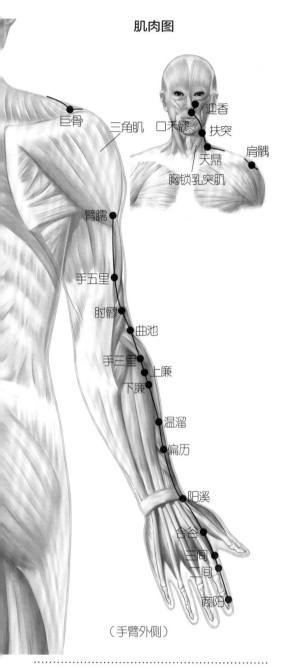

巨骨　三角肌　口禾髎　迎香　扶突　天鼎　肩髃　胸锁乳突肌　臂臑　手五里　肘髎　曲池　手三里　上廉　下廉　温溜　偏历　阳溪　合谷　三间　二间　商阳

（手臂外侧）

巨骨　迎香　口禾髎　扶突　天鼎　肩髃　臂臑　手五里　肘髎　曲池　手三里　上廉　下廉　温溜　偏历　阳溪　合谷　三间　二间　商阳

大肠经主治脏腑证： 肠鸣腹痛、便秘、腹泻、脱肛等。大肠气绝则腹泻无度，大便失禁。

大肠经主治五官病： 口干、眼睛干涩、流涕或鼻出血、牙龈肿痛、咽喉肿痛。

大肠经主治亢进热证： 便秘、腹胀痛、头痛、肩与前臂部疼痛、指痛、体热、口干。

大肠经主治衰弱寒证： 便溏、腹泻、腹痛、眩晕、上肢无力、手足怕冷。

手阳明大肠经：通经活络的好帮手

按摩方法

用双手刺激商阳，可调节肠胃功能。

在手上二间处刮痧，一般痧一出，可止鼻出血。

食指按压三间，可快速止痔疮疼痛。

拇指掐捏合谷2~3分钟，可缓解因中暑、中风、虚脱等导致的晕厥。

食指指腹按压阳溪半分钟以上，可迅速缓解头痛。

拇指指腹揉按偏历，每次1~3分钟，可预防面部神经麻痹和脑卒中。

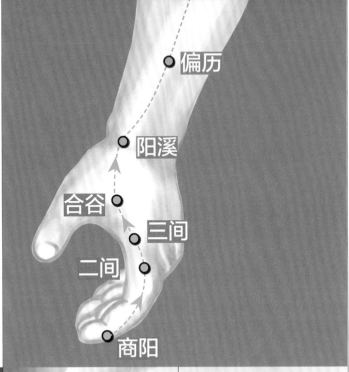

偏历
阳溪
合谷
三间
二间
商阳

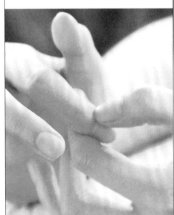

商阳 调节肠胃功能

主治：咽喉肿痛、呕吐、扁桃体炎、便秘。

部位：在食指末节桡侧，指甲根角侧上方0.1寸。

快速取穴：食指末节指甲根角，靠拇指侧的位置。

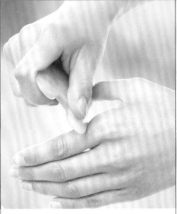

二间 腹胀找二间

主治：咽喉肿痛、鼻出血。

部位：在手指，第2掌指关节桡侧远端赤白肉际处。

快速取穴：自然弯曲食指，第2掌指关节前缘，靠拇指侧，有凹陷处。

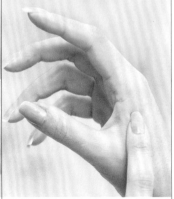

三间 止痛治痔疮

主治：牙痛、咽喉肿痛、身热胸闷。

部位：在手背，第2掌指关节桡侧近端凹陷中。

快速取穴：微握拳，食指第2掌指关节后缘，触之有凹陷处即是。

桡骨茎突

手背伸平，腕背侧远端横纹外侧向上，触摸有突起处即是。

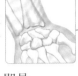

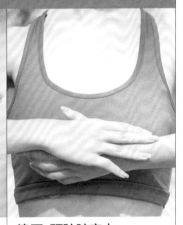

偏历

合谷

阳溪

三间

二间

商阳

第 2 掌指关节

手掌微弯曲，食指骨节弯曲边缘即是。

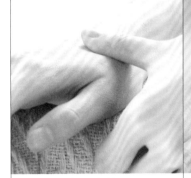

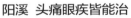

合谷 昏迷用合谷

主治：外感发热、头痛目眩。

部位：在手背，第 2 掌骨桡侧的中点处。

快速取穴：一手拇指关节横纹放在另一手拇指、食指之间指蹼缘上，拇指尖下。

阳溪 头痛眼疾皆能治

主治：头痛、耳鸣、耳聋、牙痛。

部位：腕背侧远端横纹桡侧，桡骨茎突远端，解剖学"鼻烟窝"凹陷中。

快速取穴：拇指伸直向上翘起，腕背桡侧有一凹陷处。

偏历 预防脑卒中

主治：耳聋、耳鸣、牙痛、肠鸣。

部位：前臂腕背侧远端横纹上 3 寸，阳溪与曲池连线上。

快速取穴：两手虎口垂直交叉，中指指尖落于前臂背面处有一凹陷即是。

手阳明大肠经：通经活络的好帮手

按摩方法

突然鼻出血时，用食指压迫温溜，可快速止鼻血。

手掌按压下廉，左右各1~3分钟，可减轻运动系统疾病所致疼痛。

按摩上廉、下廉，每次1~3分钟，可清肠毒、治便秘。

拇指揉手三里，每次1~3分钟，可增强免疫力。

按揉曲池3~5分钟，可迅速解表、退热。

拇指按揉肘髎，每次1~3分钟，可预防网球肘。

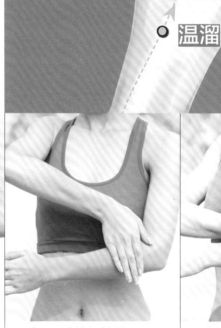

肘髎
曲池
手三里
上廉
下廉
温溜

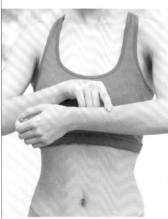

温溜 快速止鼻血

主治：寒热头痛、面赤面肿、口舌痛、肩背疼痛。

部位：在前臂，腕横纹上5寸，阳溪与曲池连线上。

快速取穴：取阳溪和曲池中点，向阳溪方向量取1寸。

下廉 手臂的保护神

主治：眩晕、腹痛、上肢不遂。

部位：在前臂，肘横纹下4寸，阳溪与曲池连线上。

快速取穴：侧腕屈肘，以手掌按另一手臂，拇指位于肘弯处，小指所在位置即是。

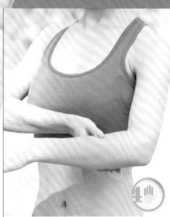

上廉 清肠毒，治便秘

主治：腹痛、腹胀、肠鸣、上肢肿痛、上肢不遂。

部位：在前臂，肘横纹下3寸，阳溪与曲池连线上。

快速取穴：阳溪、曲池连线中点向上量取4横指处。

肘髎

曲池

手三里

上廉

下廉

温溜

肱骨外上髁

一手臂弯曲，用另一手拇指和食指握住肘横纹突起处，手臂外侧突起处即是。

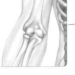

腕横纹

手掌弯曲，手掌与前臂形成的横纹即是。

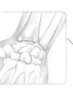

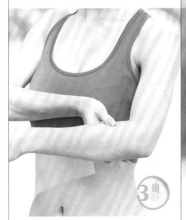

手三里　常按增强免疫力

主治：腹痛、腹泻、肩周炎、牙痛。

部位：在前臂，肘横纹下 2 寸，阳溪与曲池连线上。

快速取穴：阳溪、曲池连线上，曲池下 3 横指即是。

曲池　感冒发热不用愁

主治：感冒、外感发热、咳嗽、气喘、腹痛。

部位：在肘部，尺泽与肱骨外上髁连线的中点处。

快速取穴：屈肘，肘横纹终点和肱骨外上髁连线中点。

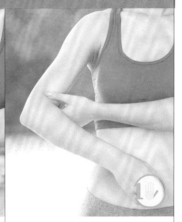

肘髎　肘部疾病的克星

主治：肩臂肘疼痛、上肢麻木、拘挛。

部位：在肘部，肱骨外上髁上缘，髁上嵴的前缘。

快速取穴：先找到曲池，向外上量取 1 横指处即是。

手阳明大肠经：通经活络的好帮手

按摩方法

手掌按压手五里，每次
3~5分钟，可治疗肩周
炎等肩部疾病。

按揉臂臑3~5分钟，可
缓解颈、肩部酸痛。

拇指按压肩髃，左右各
1~3分钟，可治肩臂疼
痛、手臂挛急。

肩臂拘挛时，用对侧手
的拇指指腹按揉患侧巨
骨，直至患侧感到热或
局部有酸麻感。

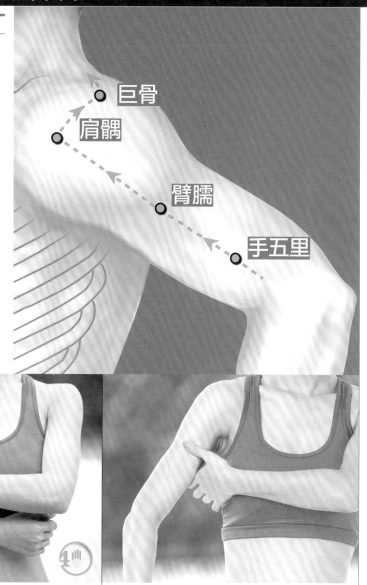

巨骨
肩髃
臂臑
手五里

手五里 护肩能手

主治： 肩周炎、手臂肿痛、上肢不遂、疟疾。

部位： 在臂部，肘横纹上3寸，曲池与肩髃
连线上。

快速取穴： 手臂外侧曲池上4横指。

臂臑 眼睛的保健师

主治： 眼部疾病、手臂肿痛、上肢不遂。

部位： 曲池上7寸，三角肌前缘处。

快速取穴： 屈肘紧握拳，使三角肌隆起，三
角肌下端偏内侧，按压有酸胀感处即是。

肩胛冈

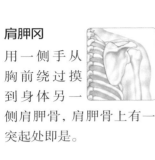

用一侧手从胸前绕过摸到身体另一侧肩胛骨，肩胛骨上有一突起处即是。

三角肌

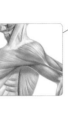

胳膊向后抬起，腋前纹头上端向前凸起的肌肉即是。

巨骨

肩髃

臂臑

手五里

肩髃 预防"五十肩"

主治： 肩臂疼痛、肩周炎、肩痛、上肢不遂。

部位： 在三角肌区，肩峰外侧缘前端与肱骨大结节两骨间凹陷处。

快速取穴： 屈肘抬臂与肩同高，另一手中指按压肩尖下，肩前呈现凹陷处即是。

巨骨 缓解肩臂疼痛

主治： 肩背及上臂疼痛、半身不遂。

部位： 在肩胛区，锁骨肩峰端与肩胛冈之间凹陷中。

快速取穴： 沿着锁骨向外摸至肩峰端，再找背部肩胛冈，两者之间凹陷处即是。

手阳明大肠经：通经活络的好帮手

按摩方法

用力按压天鼎 50 次，可缓解扁桃体红肿造成的疼痛。

食指和中指并拢，以指腹按压扶突，左右各 3 分钟，可缓解咳嗽气喘。

食指和中指并拢，按压口禾髎，每次 5~10 分钟，直到有酸痛感，可治过敏性鼻炎、慢性鼻炎等。

伤风引起的流鼻涕、鼻塞，或者过敏性鼻炎，可按摩迎香至发热。

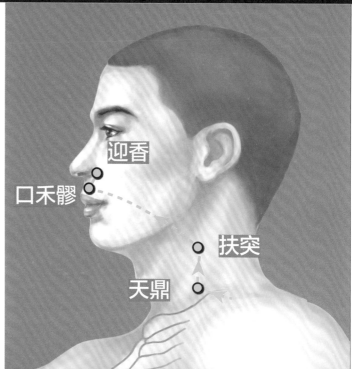

迎香
口禾髎
扶突
天鼎

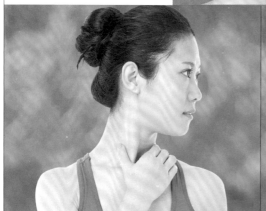

天鼎　治疗扁桃体炎

主治：咳嗽、气喘、咽喉肿痛、扁桃体炎。

部位：在颈部，横平环状软骨，胸锁乳突肌后缘。

快速取穴：先找到扶突，再找到锁骨上窝中央，两者连线中点处即是。

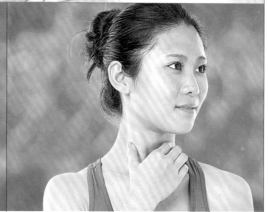

扶突　咳嗽气喘找扶突

主治：咳嗽、气喘、咽喉肿痛、打嗝。

部位：在胸锁乳突肌区，横平喉结，胸锁乳突肌的前、后缘中间。

快速取穴：拇指弯曲，其余四指并拢，手心向内，小指放于喉结旁，食指所在处即是。

鼻唇沟

鼻孔靠外侧
边缘弧形沟
状凹陷即是。

胸锁乳突肌

耳后下方向
前脖颈方向
有一块斜向
下的肌肉即是。

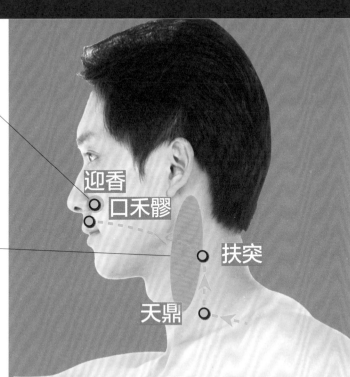

迎香
口禾髎
扶突
天鼎

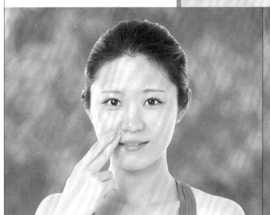

口禾髎 抛掉鼻疾的烦恼

主治: 鼻塞流涕、鼻出血。

部位: 在面部,横平人中沟上 1/3 与下 2/3 交点,鼻孔外缘直下。

快速取穴: 鼻孔外缘直下,平鼻唇沟上 1/3 处即是。

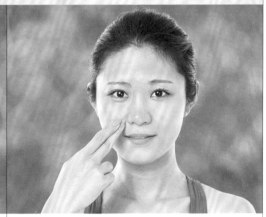

迎香 治疗鼻疾的第一选择

主治: 鼻塞、过敏性鼻炎、鼻出血。

部位: 鼻翼外缘中点,鼻唇沟中。

快速取穴: 双手轻握拳,食指和中指并拢,中指指尖贴鼻翼两侧,食指指尖处即是。

可采取拍打刺激的方式梳理经络气血，脸上重点穴位可用食指或中指揉按 1 分钟，掌握拍打力度，拍打腿部可适当加重力度，每天 3 次(辰时、饭后 1 小时、睡前 1 小时)，每次5~10分钟。也可艾灸。

第四章 足阳明胃经

保养胃经的最佳方法和时间

1 辰时(7:00~9:00) 吃早餐，补充能量肠胃安。人在此时段吃早餐最容易消化。

2 辰时吸收也最好。早餐可安排温和养胃的食品，如稀粥、麦片等。饭后 1 小时循按胃经可以启动人体的"发电系统"，以调节人体的胃肠功能。

经络保养

过于燥热的食品容易引起胃火盛，出现嘴唇干裂、口疮等问题。但也要尽量避免胃寒，以免影响保养效果。

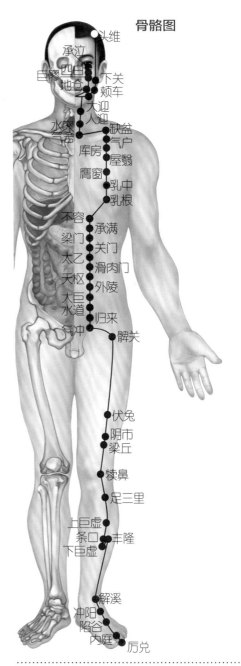

骨骼图

胃经主治经络证: 本经从头到足，如有不畅，容易发高热、出汗、脖子肿、咽喉痛、牙痛、口角㖞斜、流鼻涕或流鼻血。

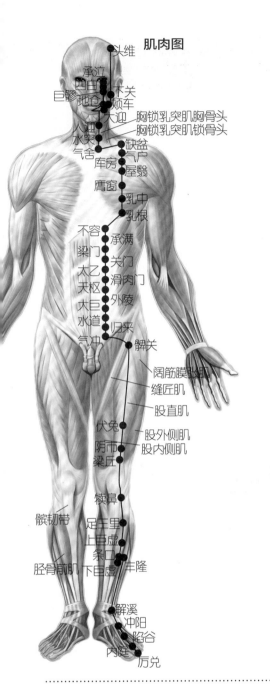

肌肉图

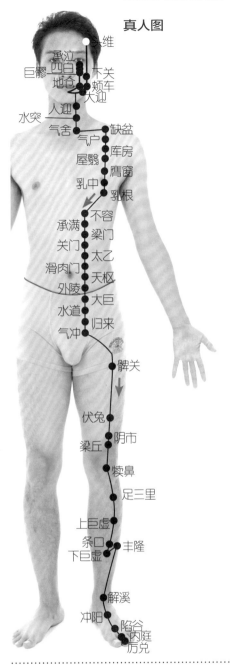

真人图

胃经主治脏腑证： 胃经功能下降，则会出现胃痛胃胀、消化不良、呕吐、反胃、肠鸣腹胀，严重时则胃口全无、食欲不振。

胃经主治亢进证： 体热、腹胀、打嗝、便秘、食欲增加、胃痉挛性疼痛、胃酸过多。

胃经主治衰弱证： 餐后腹疼或腹泻或呕吐、消化不良、胃酸不足、忧郁、下肢倦怠。

足阳明胃经：人体的后天之本

按摩方法

用指腹揉承泣1~3分钟，可预防黑眼圈。

用指腹揉按四白，有酸痛感为宜，每次1~3分钟，可缓解眼疲劳、眼干涩。

用指腹点按巨髎3~5分钟，可纠正口眼㖞斜。

用指腹按揉地仓2次，每次1~3分钟，可改善面部松弛，提拉嘴角。

按揉大迎，每次1~3分钟，可预防和调理三叉神经痛。

压揉颊车，可治面颊疼痛、牙关不利。

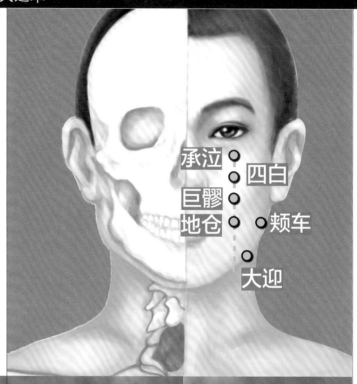

承泣
四白
巨髎
地仓
颊车
大迎

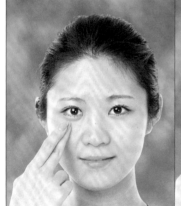

承泣 消除黑眼圈

主治：目赤肿痛、视力模糊。

部位：在面部，眼球与眶下缘之间，瞳孔直下。

快速取穴：食指和中指伸直并拢，中指贴于鼻侧，食指指尖位于下眼眶边缘处。

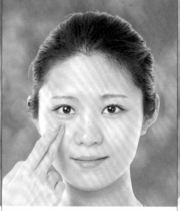

四白 眼保健操的主穴

主治：近视、目赤痛痒、白内障。

部位：在面部，眶下孔处。

快速取穴：食指和中指伸直并拢，中指指腹贴两侧鼻翼，食指指尖所按凹陷处。

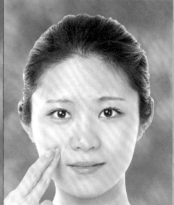

巨髎 主治面神经麻痹

主治：口眼㖞斜、牙痛、面痛。

部位：在面部，横平鼻翼下缘，瞳孔直下。

快速取穴：沿瞳孔直下垂直线向下，与鼻翼下缘水平线交点凹陷处即是。

下颌角

咬肌下侧边缘位置。

咬肌

使嘴巴做咬合动作,下颌骨侧边有动作的肌肉即是。

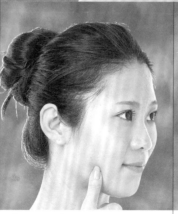

承泣
四白
巨髎
地仓 颊车
大迎

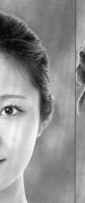

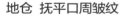

地仓 抚平口周皱纹

主治: 牙痛、流涎、眼睑跳动不止。

部位: 在面部,当口角旁开0.4寸。

快速取穴: 用食指指甲垂直下压唇角外侧两旁即是。

大迎 牙痛是病也不怕

主治: 口角㖞斜、颊肿、牙痛。

部位: 在面部,下颌角前方,咬肌附着部前缘凹陷中,面动脉搏动处。

快速取穴: 闭口鼓气,下颌角前下方凹陷,按有搏动感。

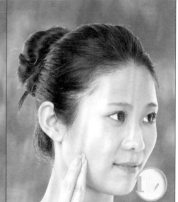

颊车 预防面部皱纹

主治: 牙关紧闭、牙痛、痉挛。

部位: 在面部,下颌角前上方1横指。

快速取穴: 上下牙关咬紧时,会隆起一个咬肌高点,按之有凹陷处即是。

足阳明胃经：人体的后天之本

按摩方法

按压下关 3 分钟，可缓解耳鸣，止牙痛。

拇指强压头维，每秒按压1 次，重复 10~20 次，可治面部痉挛、疼痛。

拇指轻压人迎，每次 1~3分钟，可降血压，清咽利喉。

轻揉水突 100 次，可利咽、润喉、开音。

拇指按揉气舍，每次 1~3分钟，可保护肺脏，防感冒。

拇指指腹按压对侧缺盆，每次左右各按压 3 分钟可缓解咳嗽、气喘症状。

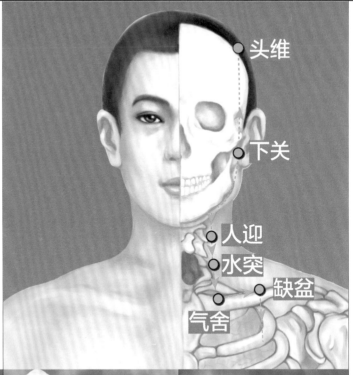

头维

下关

人迎

水突

缺盆

气舍

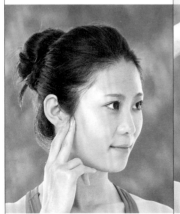

下关 治疗牙痛与耳鸣

主治：牙痛、口眼㖞斜、耳鸣。

部位：在面部，颧弓下缘中央与下颌切迹之间凹陷处。

快速取穴：闭口，食指和中指并拢，食指贴于耳垂旁，中指指腹处即是。

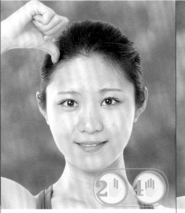

头维 治疗面肌痉挛

主治：面肌痉挛，偏、正头痛，迎风流泪，目眩，口眼㖞斜。

部位：在头部，额角发际直上 0.5 寸，正中线旁开 4.5 寸。

快速取穴：额角发际直上半横指，正中线旁开 6 横指。

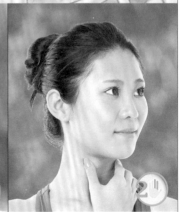

人迎 双向调节血压

主治：咽喉肿痛、高血压。

部位：在颈部，横平喉结，胸锁乳突肌前缘，颈总动脉搏动处。

快速取穴：喉结外 2 横指，胸锁乳突肌前缘动脉搏动处。

胸锁乳突肌

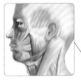

用手触摸颈项，在颈部两侧，突起处即是。

锁骨

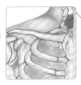

胸部上侧突起的骨头即是。

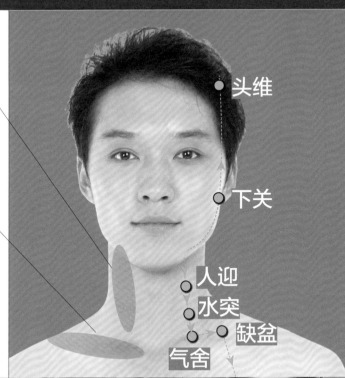

头维

下关

人迎

水突

缺盆

气舍

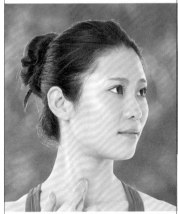

水突 治疗慢性咽炎

主治：咽喉肿痛、慢性咽炎。

部位：在颈部，横平环状软骨，胸锁乳突肌前缘。

快速取穴：人迎、气舍连线中点。

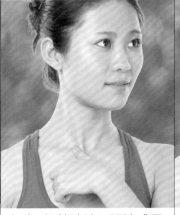

气舍 保养肺脏，预防感冒

主治：咽喉肿痛、打嗝、瘿瘤。

部位：在胸锁乳突肌区，锁骨上小窝，锁骨内侧端上缘，胸锁乳突肌的胸骨头与锁骨头中间的凹陷中。

快速取穴：人迎下锁骨上缘。

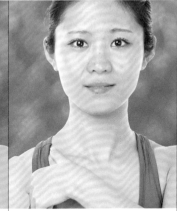

缺盆 咳嗽、喘息不再愁

主治：咳嗽、哮喘、慢性咽炎。

部位：颈外侧部，前正中线旁开4寸，锁骨上缘凹陷中。

快速取穴：乳中线直上锁骨上方有一凹陷，凹陷中点按有酸胀处即是。

足阳明胃经：人体的后天之本

按摩方法

食指指端点按气户，上胸部有胀痛感，可通乳腺治乳痛，治打嗝上气。

点揉库房2分钟，或艾灸10分钟，治胸胁胀痛。

揉压屋翳，可治疗乳腺炎。

按摩膺窗，每次3分钟，可缓解胸部疼痛、肋间神经痛或产后母乳不畅。

捏拉乳中，每次1~3分钟，可治乳痛，健美乳房。

按压乳根早晚各5分钟，缓解乳痛、乳痛、乳汁不足。

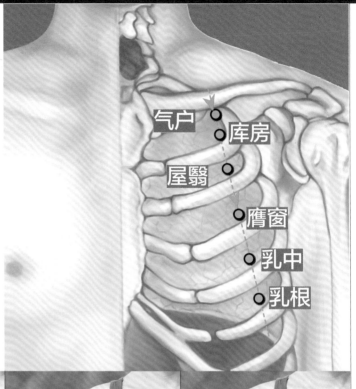

气户　库房　屋翳　膺窗　乳中　乳根

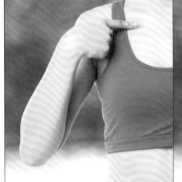

气户　止打嗝好帮手

主治：打嗝上气、咽喉肿痛。

部位：在胸部，锁骨下缘，前正中线旁开4寸。

快速取穴：乳中线与锁骨下缘相交的凹陷，按压有酸胀感处即是。

库房　气喘按按它

主治：胸满气逆、气喘、胸胁胀痛、咳嗽。

部位：在胸部，第1肋间隙，前正中线旁开4寸。

快速取穴：乳头垂直上推3个肋间隙，按压有酸胀感处。

屋翳　开胸顺气消炎症

主治：乳痈、乳腺增生、胸满气逆、咳嗽喘息。

部位：在胸部，第2肋间隙，前正中线旁开4寸。

快速取穴：乳头垂直上推2个肋间隙，按压有酸胀感处。

第1肋

用手触摸锁骨，向下紧挨着的第1根横骨即是第1肋。

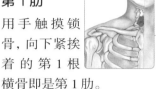

第3肋

锁骨下为第1肋，向下数到第3根骨头即为第3肋。

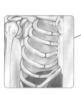

气户

库房

屋翳

膺窗

乳中

乳根

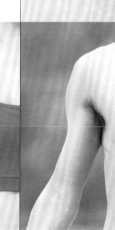

膺窗 胸部保健穴

主治: 胸满气逆、呼吸喘鸣、咳嗽喘息。

部位: 在胸部，第3肋间隙，前正中线旁开4寸。

快速取穴: 乳头垂直上推1个肋间隙，按压有酸胀感处。

乳中 促进乳汁分泌

主治: 癫痫、产后乳少、乳痈。

部位: 在胸部，乳头中央。

快速取穴: 将食指指腹放于胸部乳头中央，食指指腹处即是。

乳根 让乳房更健康

主治: 乳汁不足、乳房肿痛。

部位: 第5肋间隙，前正中线旁开4寸。

快速取穴: 拇指在乳房上，其余四指在乳房下，食指贴于乳房边缘，食指指腹处。

足阳明胃经：人体的后天之本

按摩方法

食指按压不容，每次3分钟，对胃痛有效。

食指指腹按压承满，每次3分钟，可治胃痛。

食指指腹按压梁门，每次3分钟，可治胃下垂。

食指指腹按压关门，每次3分钟，可辅助治疗腹泻。

按揉太乙3分钟，有酸痛感，可治胃病，如胃肠虚弱。

食指指腹垂直下按滑肉门，再向上推，用力揉按3分钟，可辅助治疗慢性胃肠病。

不容
承满
梁门
关门
太乙
滑肉门

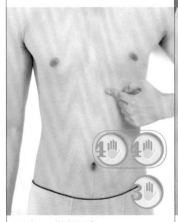

不容 对付胃疾

主治： 腹胀、呕吐、食欲不振。

部位： 在上腹部，脐中上6寸，前正中线旁开2寸。

快速取穴： 脐中上8横指，前正中线旁开3横指，按压有酸胀感处即是。

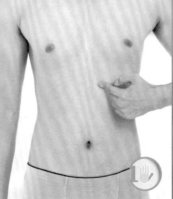

承满 治疗胃痛胃炎

主治： 胃痛、呕吐、腹胀、胃十二指肠溃疡。

部位： 在上腹部，脐中上5寸，前正中线旁开2寸。

快速取穴： 不容垂直向下量1横指，按压有酸胀感处即是。

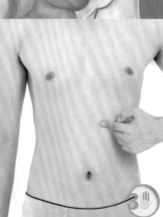

梁门 预防胃下垂

主治： 胃痛、呕吐、腹胀、便溏。

部位： 在上腹部，脐中上4寸，前正中线旁开2寸。

快速取穴： 取肚脐与剑胸结合连线的中点，再水平旁开3横指处即是。

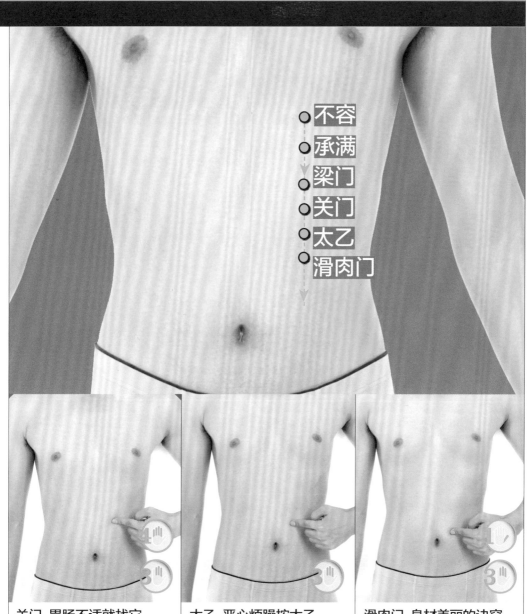

不容
承满
梁门
关门
太乙
滑肉门

关门 胃肠不适就找它

主治：腹胀、食欲不振、便秘。

部位：在上腹部，脐中上 3 寸，前正中线旁开 2 寸。

快速取穴：从肚脐沿前正中线向上量 4 横指，再水平旁开 3 横指处即是。

太乙 恶心烦躁按太乙

主治：癫狂、吐舌、胃痛、腹胀。

部位：在上腹部，脐中上 2 寸，前正中线旁开 2 寸。

快速取穴：仰卧，取中脘与脐之中点，再水平旁开 3 横指处即是。

滑肉门 身材美丽的诀窍

主治：癫狂、呕吐、月经不调。

部位：在上腹部，脐中上 1 寸，前正中线旁开 2 寸。

快速取穴：从肚脐沿前正中线向上量 1 横指，再水平旁开 3 横指处即是。

足阳明胃经：人体的后天之本

按摩方法

拇指按揉天枢2分钟，可缓解消化不良、胃胀、腹痛。

拇指按揉外陵3分钟，可治胃下垂。

拇指按揉大巨3分钟，可治疗遗精、早泄等男科疾病。

拇指按揉水道3分钟，可治妇科疾病。

拇指指腹按压归来3分钟，可缓解腹痛。

拇指按气冲，早晚各3分钟，可治疗月经不调。

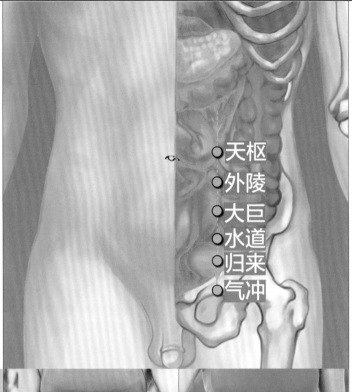

○天枢
○外陵
○大巨
○水道
○归来
○气冲

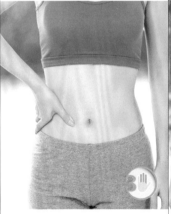

天枢 腹泻便秘皆可治

主治: 呕吐、腹胀肠鸣、痢疾、便秘、口腔溃疡、月经不调。

部位: 在腹部，横平脐中，前正中线旁开2寸。

快速取穴: 仰卧，肚脐旁开3横指，按压有酸胀感处即是。

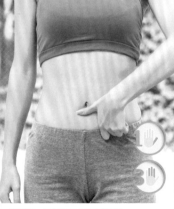

外陵 缓解下腹疼痛

主治: 胃痛、腹胀、疝气、痛经。

部位: 在下腹部，脐中下1寸，前正中线旁开2寸。

快速取穴: 仰卧，从肚脐沿前正中线向下量1横指，再水平旁开3横指处即是。

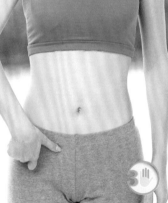

大巨 关爱男人的保健穴

主治: 遗精、早泄、阳痿、小便不利。

部位: 在下腹部，脐中下2寸，前正中线旁开2寸。

快速取穴: 仰卧，从肚脐沿前正中线向下量3横指，再水平旁开3横指处即是。

耻骨联合

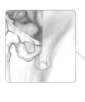

两侧耻骨连接的中间，其中一块软骨即是。

腹股沟

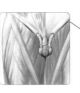

坐正直姿势，腰腹部与大腿形成的一条沟线处即是。

天枢
外陵
大巨
水道
归来
气冲

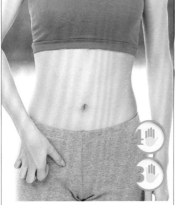

水道 关爱女人的保健穴

主治: 便秘、小腹胀痛、痛经。

部位: 在下腹部，脐中下3寸，前正中线旁开2寸。

快速取穴: 仰卧，从肚脐沿前正中线向下量4横指，再水平旁开3横指处即是。

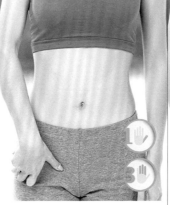

归来 对付男女生殖问题

主治: 腹痛、闭经、阳痿。

部位: 在下腹部，脐中下4寸，前正中线旁开2寸。

快速取穴: 从耻骨联合上缘向上量1横指，再水平旁开3横指处即是。

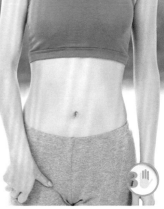

气冲 男女生殖问题就找它

主治: 阳痿、疝气。

部位: 在腹股沟区，耻骨联合上缘，前正中线旁开2寸，动脉搏动处。

快速取穴: 仰卧，从耻骨联合上缘中点水平旁开3横指处即是。

足阳明胃经：人体的后天之本

按摩方法

按揉髀关5分钟，可治腰膝痛、下肢酸软麻木。

用掌压带揉动的方式按揉伏兔，可缓解腰膝痛。

用指压带揉动的方式按揉阴市3分钟，对下半身寒冷有效。

拇指按揉梁丘，双腿各1~3分钟，治疗急性胃炎。

揉按犊鼻5分钟，可减轻剧烈运动造成的膝关节疼痛。

用指按压足三里5分钟，可使人精力充沛。

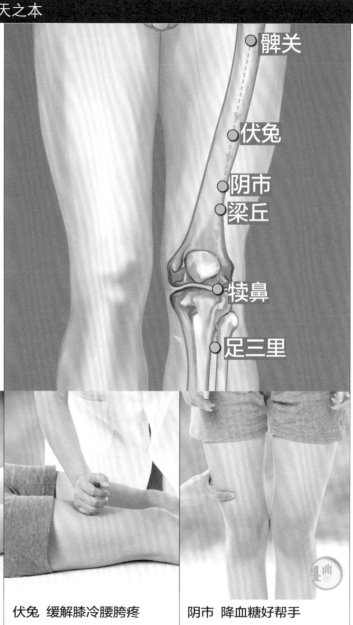

髀关
伏兔
阴市
梁丘
犊鼻
足三里

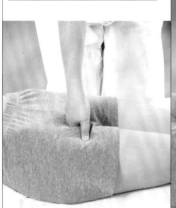

髀关 改善下肢麻木
主治：腰膝疼痛、下肢酸软麻木。
部位：股直肌近端、缝匠肌与阔筋膜张肌3条肌肉之间凹陷中。
快速取穴：髂前上棘与髌底外缘连线和会阴相平的交点。

伏兔 缓解膝冷腰胯疼
主治：下肢酸软麻木、腹胀。
部位：在股前部，髌底上6寸，髂前上棘与髌底外侧端的连线上。
快速取穴：屈膝90°，手指并拢压腿上，掌后第1横纹中点按在髌骨上缘中点即是。

阴市 降血糖好帮手
主治：腿膝冷痛、麻痹，下肢不遂，脚气，糖尿病。
部位：在股前区，髌底上3寸，股直肌肌腱外侧缘。
快速取穴：正坐屈膝，髌底外侧直上量4横指，按压有痛感处即是。

髂前上棘

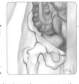

指髂嵴的前端。平卧位，经脐中画水平线与正中线相交，以脐为起点向外下侧画一角平分线，在此平分线上向外下侧连续两次移放4横指，最后拇指指腹触之坚硬处即是。

髌韧带

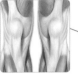

坐立屈膝，膝盖前最突出的一块骨头是髌骨，髌骨向下紧挨着的即是髌韧带。

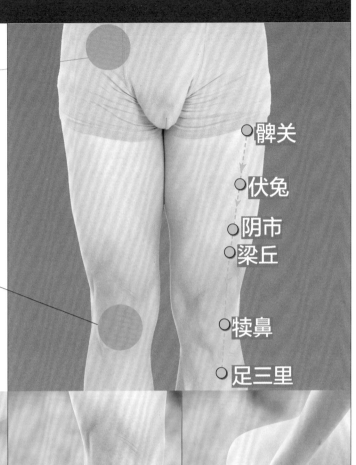

髀关

伏兔

阴市
梁丘

犊鼻

足三里

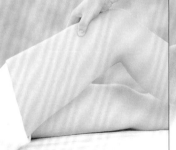

梁丘 对付顽固胃痛最有效

主治：胃痛、膝关节炎、乳肿痛。

部位：在股前区，髌底上2寸，股外侧肌与股直肌肌腱之间。

快速取穴：坐位，下肢用力蹬直，髌骨外上缘上方凹陷正中处。

犊鼻 治疗膝关节炎

主治：膝痛、腰痛、足跟痛、脚气。

部位：在膝前区，髌韧带外侧凹陷中。

快速取穴：坐位，下肢用力蹬直，膝盖下面外侧凹陷处。

足三里 天然营养补品

主治：肠胃疾病、手足怕冷、身体虚弱等。

部位：在小腿前外侧，犊鼻下3寸，犊鼻与解溪连线上。

快速取穴：站位弯腰，同侧手虎口围住髌骨上外缘，余四指向下，中指指尖处。

足阳明胃经：人体的后天之本

按摩方法

按揉上巨虚，可治消化系统疾病，如阑尾炎、肠胃炎、腹泻等。

用力按揉条口，可治肩关节剧痛、急痛。

按揉下巨虚，可治腹痛、腹泻、便秘等症。

当出现哮喘、咳嗽、痰多时，宜多揉丰隆。

拇指指腹向内用力按压解溪，每次1~3分钟，可强壮内脏器官，健胃益脑。

上巨虚

条口　丰隆

下巨虚

解溪

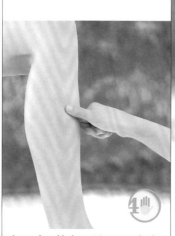

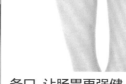

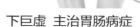

上巨虚 艾灸可治胃肠病症

主治: 肠胃炎、腹泻、便秘、腹胀、高血压。

部位: 在小腿外侧，犊鼻下6寸，犊鼻与解溪连线上。

快速取穴: 坐位屈膝，先找到足三里，向下量4横指凹陷处即是。

条口 让肠胃更强健

主治: 肩背痛、小腿肿痛、胃肠疾病、脚气。

部位: 在小腿外侧，犊鼻下8寸，犊鼻与解溪连线上。

快速取穴: 坐位屈膝，犊鼻与外踝尖之间的中点，胫骨外1横指处。

下巨虚 主治胃肠病症

主治: 胃痛、胰腺炎、下肢水肿。

部位: 在小腿外侧，犊鼻下9寸，犊鼻与解溪连线上。

快速取穴: 坐位屈膝，先找到条口，向下量1横指凹陷处。

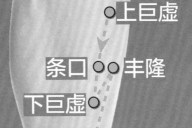

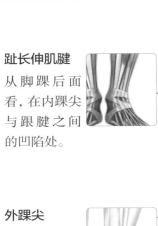

趾长伸肌腱

从脚踝后面看，在内踝尖与跟腱之间的凹陷处。

外踝尖

在脚踝外侧，有一块突起的骨头即是。

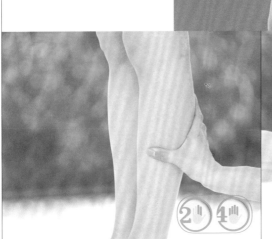

丰隆 可除湿化痰

主治: 呕吐、便秘、头痛、眩晕、痰多。

部位: 在小腿外侧，外踝尖上 8 寸，胫骨前肌的外缘。

快速取穴: 坐位屈膝，先找到足三里，向下量 6 横指凹陷处即是。

解溪 促进血液循环

主治: 面部水肿、腹胀、下肢肿痛、头痛、癫狂。

部位: 在踝部，踝关节前面中央凹陷中，拇长伸肌腱与趾长伸肌腱之间。

快速取穴: 足背横纹中央凹陷处，足背两条肌腱之间即是。

足阳明胃经：人体的后天之本

按摩方法

拇指指腹用力按压冲阳，早晚各1次，每次3分钟，可治消化系统疾病。

弯曲拇指，用指尖下压揉按陷谷，早晚各1次，先左后右，各揉按3分钟，可治胃炎、结膜炎等疾病。

用一手食指指腹放在对侧内庭上，适当用力上下推动，可治口腔溃疡、鼻出血等上火症状。

用拇指指甲尖垂直掐按厉兑，每次左右各掐按3分钟，可有效缓解呕吐症状。

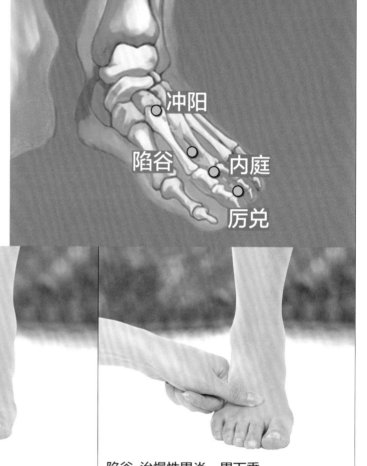

冲阳

陷谷　　内庭

厉兑

冲阳 除腹胀，增食欲

主治：腹胀、口眼㖞斜、牙痛、精神病。

部位：足背第2跖骨基底部与中间楔状骨关节处，足背动脉搏动处。

快速取穴：足背最高处，两条肌腱之间，按之有动脉搏动感处即是。

陷谷 治慢性胃炎、胃下垂

主治：慢性胃炎、面部水肿、腹痛。

部位：在足背，第2、3跖骨间，第2跖趾关节近端凹陷中。

快速取穴：第2、3跖骨结合部前方凹陷处，按压有酸胀感处即是。

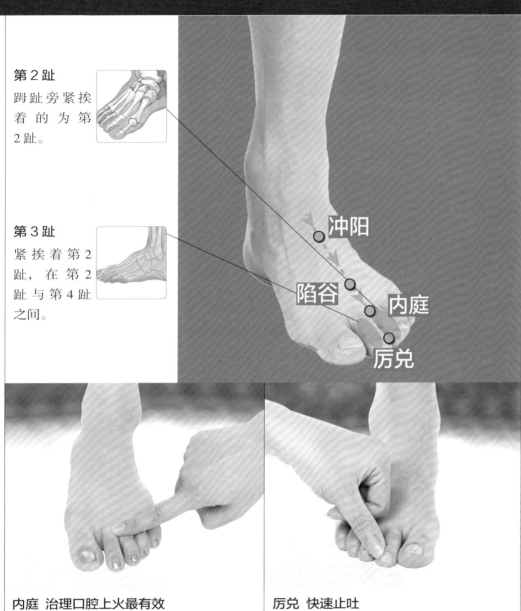

第 2 趾
跆趾旁紧挨着的为第 2 趾。

第 3 趾
紧挨着第 2 趾，在第 2 趾与第 4 趾之间。

冲阳

陷谷　　内庭

厉兑

内庭 治理口腔上火最有效

主治: 腹痛、腹泻、牙痛、咽喉肿痛。

部位: 在足背，第 2、3 趾间，趾蹼缘后方赤白肉际处。

快速取穴: 在足背第 2、3 趾之间，皮肤颜色深浅交界处即是。

厉兑 快速止吐

主治: 晕厥、呕吐、胃痛、水肿、牙痛、足背肿痛。

部位: 在足趾，第 2 趾末节外侧，趾甲根角侧后方 0.1 寸。

快速取穴: 在足背第 2 趾趾甲外侧缘与趾甲下缘各作一垂线，交点处即是。

脾经在人体的正面和侧面，可拍打刺激，但需注意力度要适中，每天上午拍打，每侧 10 分钟左右；也可采用艾条灸的方法刺激该经的穴位，尤其是隐白穴，通过艾灸可起到很好的止血作用。

第五章
足太阴脾经

保养脾经的最佳方法和时间

1 脾是消化、吸收、排泄总调度，是人体血液统领。巳时（9:00~11:00）轮脾经值班，可此时拍打脾经。

2 此时不要食用燥热及辛辣刺激性食物，以免伤胃败脾。唇白提示血气不足，唇暗、唇紫提示寒入脾经。

经络保养

孕妇不宜按摩脾经上的三阴交穴。有文献记载，合按三阴交与合谷，会导致流产，故慎用。

禁忌

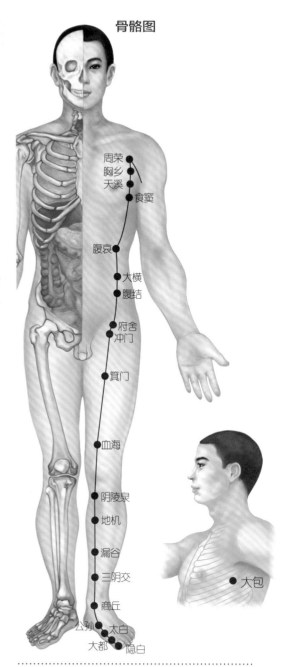

骨骼图

周荣
胸乡
天溪
食窦
腹哀
大横
腹结
府舍
冲门
箕门
血海
阴陵泉
地机
漏谷
三阴交
商丘
公孙 太白
大都 隐白
大包

脾经主治经络证： 脾经不畅，大脚趾内侧、脚内缘、小腿、膝盖或者大腿内侧、腹股沟等。经络路线上出现发冷、酸、胀、麻、疼痛等不适感。

肌肉图

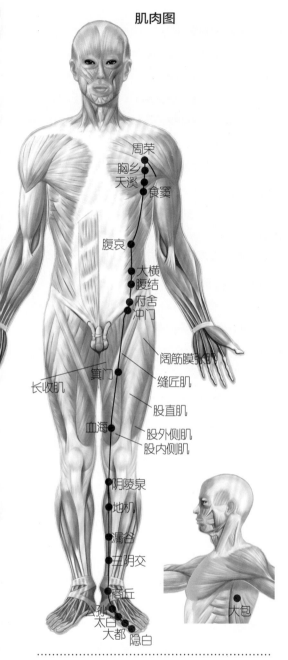

真人图

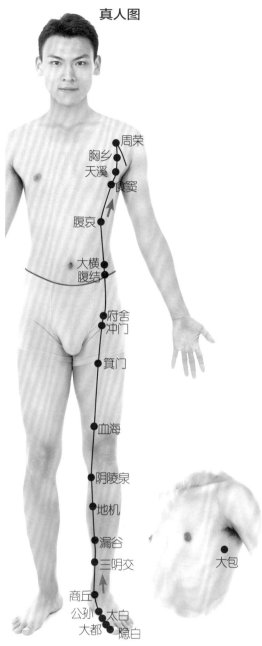

脾经主治脏腑证：脾经功能下降，则症见全身乏力或者全身疼痛、胃痛、腹胀、大便稀、心胸烦闷、心窝下急痛。脾气绝则肌肉松软、消瘦萎缩。

脾经主治亢进证：胁下胀痛、呕吐、足膝关节疼痛、趾活动困难、失眠。

脾经主治衰弱证：消化不良、胃胀气、上腹部疼痛、呕吐、肢倦乏力麻木、嗜睡。

足太阴脾经：滋阴养血，百病不生

按摩方法

月经过多或崩漏可用艾条灸隐白，15分钟可见效。

常用拇指掐按大都，每次300下，可有效缓解抽筋。

反复揉按太白，每次3分钟。可治呕吐、腹痛、便秘。

拇指指腹向内按压公孙，可辅助治疗腹胀、心痛、胸痛。

踝关节扭伤时可用推拿法按摩商丘。

拇指指尖垂直按压三阴交，早晚各1次，各3分钟，可改善女性各种病症；孕妇禁按，有引发流产的危险。

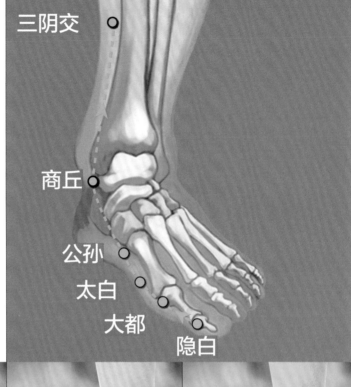

三阴交

商丘

公孙

太白

大都

隐白

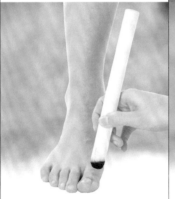

隐白　快速止崩漏下血

主治：月经过多、腹胀、便血、中风、昏迷。

部位：在足趾，大趾末节内侧，趾甲根内侧后方0.1寸。

快速取穴：在足大趾趾甲内侧缘与下缘各作一垂线，其交点处即是。

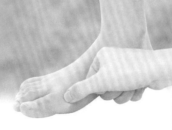

大都　抽筋不怕按大都

主治：腹胀、腹痛、呕吐、便秘、胃痛。

部位：在足趾，第1跖趾关节远端赤白肉际凹陷中。

快速取穴：足大趾与足掌所构成的关节，前下方掌背交界线凹陷处即是。

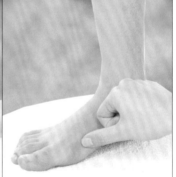

太白　健脾化湿

主治：脾胃虚弱、胃痛、腹胀、腹痛、肠鸣。

部位：在跖区，第1跖趾关节近端赤白肉际凹陷中。

快速取穴：足大趾与足掌所构成的关节，后下方掌背交界线凹陷处即是。

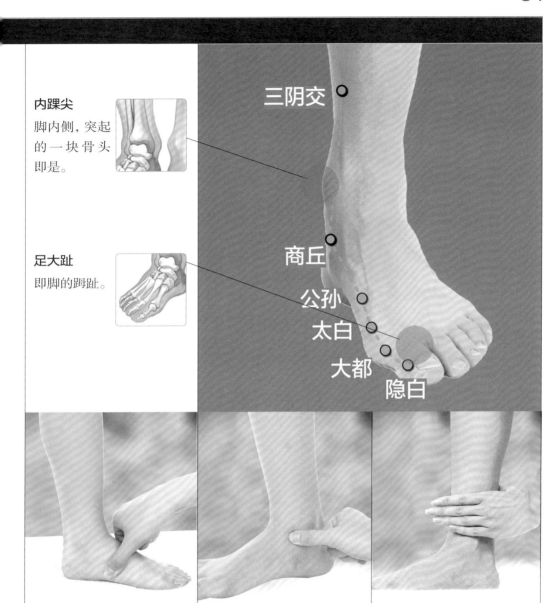

内踝尖
脚内侧，突起的一块骨头即是。

足大趾
即脚的踇趾。

三阴交

商丘

公孙

太白

大都

隐白

公孙 摆平胸腹疾病

主治：呕吐、腹痛、胃痛、失眠、小儿腹泻。

部位：在跖区，第1跖骨底的前下缘赤白肉际处。

快速取穴：足大趾与足掌所构成的关节内侧，弓形骨后端下缘凹陷处即是。

商丘 足踝扭伤就揉它

主治：腹胀、肠鸣、痔疮、两足无力、足踝痛。

部位：在踝部，内踝前下方，舟骨粗隆与内踝尖连线中点的凹陷中。

快速取穴：足内踝前下方凹陷处即是。

三阴交 妇科病首选穴

主治：脾胃虚弱、月经不调、白带过多、前列腺炎、早泄。

部位：在小腿内侧，内踝尖上3寸，胫骨内侧缘后际。

快速取穴：手四指并拢，小指下缘靠内踝尖上，食指上缘所在水平线与胫骨后缘交点处。

足太阴脾经：滋阴养血，百病不生

按摩方法

拇指按压漏谷，早晚各1次，每次3分钟，可缓解男性泌尿及前列腺问题。

拇指指腹垂直按压地机3分钟，能调节胰岛素分泌。

拇指由下向上揉按阴陵泉，每次揉按3分钟，可缓解腹痛等症。

早晚用拇指按揉血海，每次3分钟，则肌肤细腻有光泽。

揉按左右箕门各3分钟，先左后右，可治男女生殖问题。

仰卧，拇指按揉冲门3分钟，可治妇科病症。

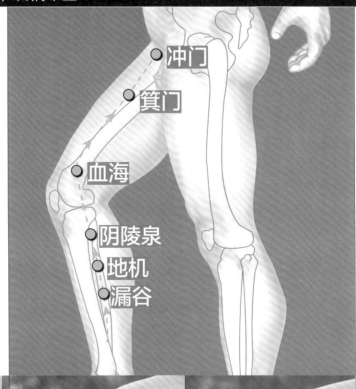

冲门
箕门
血海
阴陵泉
地机
漏谷

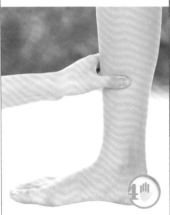

漏谷 小便不畅按漏谷

主治： 腹胀、腹痛、水肿、小便不利、足踝肿痛。

部位： 在小腿内侧，内踝尖上6寸，胫骨内侧缘后际。

快速取穴： 胫骨内侧缘，内踝尖直上量两个4横指处即是。

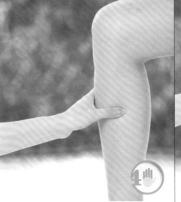

地机 促进胰岛素分泌

主治： 健脾渗湿，调经止带。主治腹胀腹痛、月经不调、遗精、糖尿病。

部位： 在小腿内侧，阴陵泉下3寸，胫骨内侧缘后际。

快速取穴： 先找到阴陵泉，直下量4横指即是。

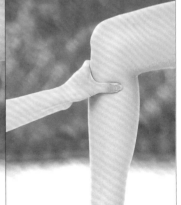

阴陵泉 下焦湿热的克星

主治： 腹痛、中风、失眠。

部位： 在小腿内侧，胫骨内侧髁下缘与胫骨内侧缘之间的凹陷中。

快速取穴： 拇指沿小腿内侧骨内缘向上推，抵膝关节下，胫骨向内上弯曲凹陷处。

腹股沟韧带
垂直坐立，在腹部与大腿间有一凹陷处即是。

股内侧肌
髌骨垂直向上的肌肉为骨直肌，靠股直肌大腿内侧的肌肉即是。

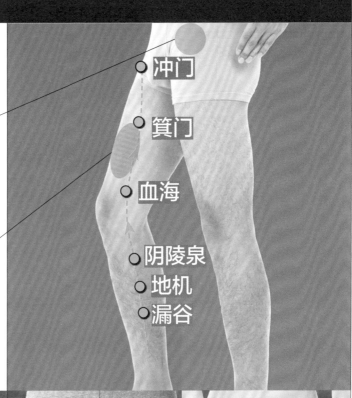

冲门
箕门
血海
阴陵泉
地机
漏谷

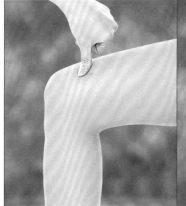

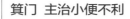

血海 祛瘀血、生新血
主治：腹胀、月经不调、痛经、荨麻疹。
部位：在股前部，髌底内侧端上2寸，股内侧肌隆起处。
快速取穴：手掌伏于膝盖上，拇指与其他四指呈45°，拇指指尖处即是。

箕门 主治小便不利
主治：两股生疮、小便不利。
部位：在股前区，髌底内侧端与冲门连线上1/3和下2/3交点处，长收肌和缝匠肌交角的动脉搏动处。
快速取穴：大腿内侧有一鱼状肌肉隆起，鱼尾凹陷处。

冲门 妇科疾病不用愁
主治：腹痛、腹胀、小便不利、妊娠浮肿。
部位：在腹股沟斜纹中，髂外动脉搏动处的外侧。
快速取穴：腹股沟外侧摸到搏动，搏动外侧按压有酸胀感处。

足太阴脾经：滋阴养血，百病不生

按摩方法

拇指按揉府舍 3 分钟，可治便秘、腹胀。

常用拇指轻轻揉按腹结，每次 3 分钟，能保养消化系统。

早晚用拇指按压大横，每次 5 分钟，可促进肠胃消化，防治腰腹肥胖。

手掌平放于腹哀处，稍加用力后顺时针方向揉动，可辅助治疗胆结石、胆囊炎等肝胆疾病引起的疼痛。

三指并拢以指腹揉按食窦，每次 3 分钟，可治由心脏疾病引起的肋间神经痛、心悸。

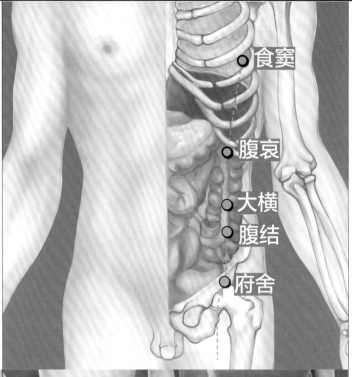

食窦
腹哀
大横
腹结
府舍

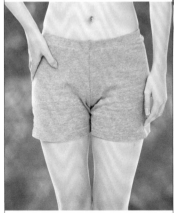

府舍 腹痛不愁，府舍解忧

主治: 腹痛、腹中肿块、霍乱吐泻、疝气。

部位: 在下腹部，脐中下 4.3 寸，前正中线旁开 4 寸。

快速取穴: 冲门外上方 0.7 寸，前正中线旁开 4 寸。

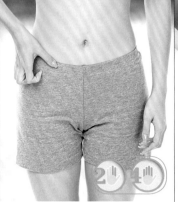

腹结 腹泻便秘双调节

主治: 腹泻、便秘、胁痛、打嗝、疝气。

部位: 在下腹部，脐中下 1.3 寸，前正中线旁开 4 寸。

快速取穴: 仰卧，气海旁开 6 横指，再向上 0.2 寸处。

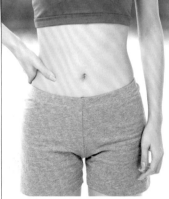

大横 减肥促消化

主治: 腹胀、腹痛、痢疾、腹泻、便秘、高脂血症。

部位: 在腹部，脐中旁开 4 寸。

快速取穴: 肚脐水平旁开 4 寸处即是。

第 5 肋

锁 骨 下 第 1 根骨头为第 1 肋,向下数第 5 根骨头即是。

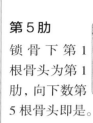

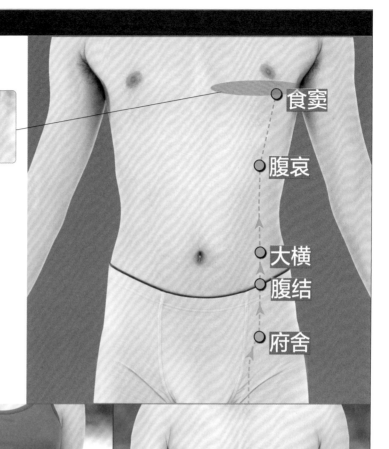

○ 食窦

○ 腹哀

○ 大横

○ 腹结

○ 府舍

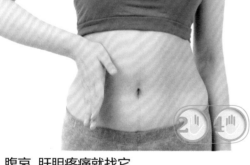

腹哀 肝胆疼痛就找它

主治: 肝胆疾病、腹痛、消化不良、便秘、痢疾。

部位: 在上腹部,脐上 3 寸,前正中线旁开 4 寸。

快速取穴: 肚脐沿前正中线向上量 4 横指,再水平旁开 6 横指(锁骨中线上)处即是。

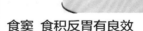

食窦 食积反胃有良效

主治: 食积、反胃、胸膜炎、胸胁胀痛。

部位: 在胸部,第 5 肋间隙,前正中线旁开 6 寸。

快速取穴: 仰卧,乳头旁开 3 横指,再向下 1 个肋间隙处即是。

足太阴脾经：滋阴养血，百病不生

按摩方法

拇指指腹揉按天溪，每次3分钟，可治乳房或母乳不畅等症。

拇指指腹揉按胸乡，每次3分钟，可治由心脏疾病引起的胸痛、咳嗽等症。

拇指指腹揉按周荣3分钟，早晚各1次，可缓解咳嗽或胸胁胀满。坚持揉按对呼吸系统有保养作用。

早晚用拇指揉按大包，每次3分钟，有利于清除穴位内部的瘀血，消除肿块，对肺部具有改善和养护功能。

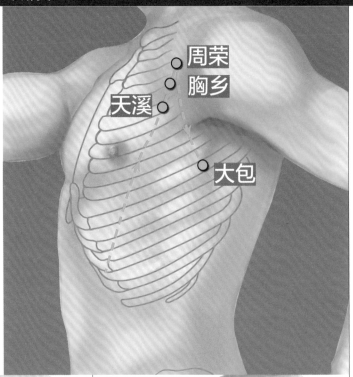

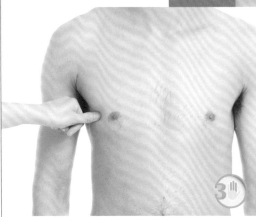

天溪　哺乳妈妈的催乳穴

主治：胸部疼痛、咳嗽、胸胁胀痛、乳房肿痛。

部位：在胸部，第4肋间隙，前正中线旁开6寸。

快速取穴：仰卧，乳头旁开3横指处，乳头所在肋间隙即是。

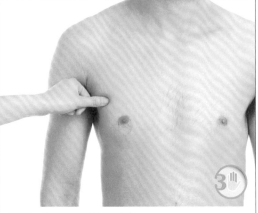

胸乡　胸胁胀痛不用愁

主治：胸部疼痛、咳嗽、胸胁胀痛、肋间神经痛。

部位：在胸部，第3肋间隙，前正中线旁开6寸。

快速取穴：仰卧，乳头旁开3横指，再向上1个肋间隙处即是。

第2肋

锁骨下第1根骨头为第1肋，向下数第2根骨头即是。

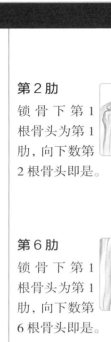

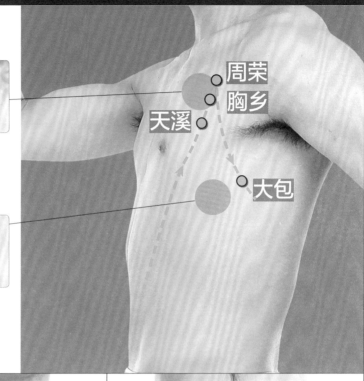

周荣
胸乡
天溪
大包

第6肋

锁骨下第1根骨头为第1肋，向下数第6根骨头即是。

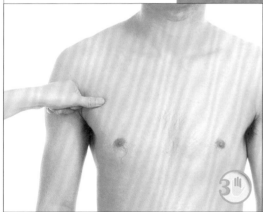

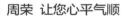

周荣 让您心平气顺

主治： 胸胁胀满、肋肋痛、咳嗽、食欲不振。

部位： 在胸部，第2肋间隙，前正中线旁开6寸。

快速取穴： 仰卧，乳头旁开3横指，再向上2个肋间隙处即是。

大包 肺部保健师

主治： 肺炎、胸膜炎、哮喘、气喘、全身胀痛。

部位： 在胸外侧区，第6肋间隙，在腋中线上。

快速取穴： 正坐侧身或仰卧，腋窝顶点与第11肋骨端连线的中点处即是。

心经位于手臂内侧，左右共 18 穴。可在饭前轻轻拍打心经循行路线上的穴位，拍打时五指并拢微屈叩打，以感觉舒适为宜，要掌控好操作的方式。每次 3~5 分钟即可。

第六章
手少阴心经

保养心经的最佳方法和时间

1 午时（11:00~13:00）是心经当令的时间，此时不宜做剧烈运动，人在午时睡片刻，对于养心大有好处，可使下午至晚上精力充沛。

2 午时可以静卧闭目养神或小睡一会儿，即使睡不着，只闭上眼睛养神，对身体也很有好处。

经络保养

午睡虽好，**禁忌** 但不宜超过 1 小时，否则易引起失眠。另外，午餐时不要吃得太多，凡事过犹不及。

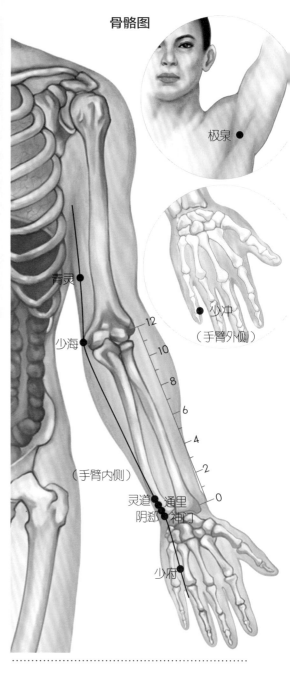

骨骼图

极泉

青灵

少海

少冲
（手臂外侧）

12
10
8
6
4
2
0

（手臂内侧）

灵道 通里
阴郄 神门

少府

心经主治经络证： 失眠、多梦、易醒、难入睡、健忘、阿尔兹海默病，心经所过的手臂疼痛、麻痹、厥冷，血压不稳。

肌肉图

真人图

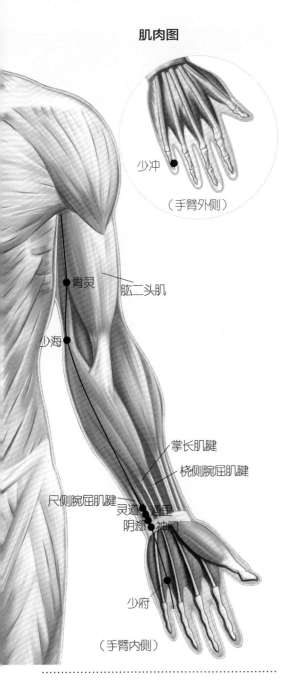

极泉

少冲

（手臂外侧）

青灵

肱二头肌

少海

青灵

少海

少冲

掌长肌腱

桡侧腕屈肌腱

尺侧腕屈肌腱

灵道 通里

阴郄 神门

灵道 通里

阴郄 神门

少府

少府

（手臂内侧）

心经主治脏腑证： 心烦、心悸、心闷、心痛。心气绝则头发不泽，人瘦，面色晦暗。

心经主治衰弱证： 胸口沉闷、呼吸困难、面色苍白、肩与前臂疼痛、四肢沉重、眩晕。

心经主治亢进证： 运动过后心悸、兴奋、口干；处在压力状态下，伴有压迫感、忧郁、内侧肩麻木、小指痛。

手少阴心经：掌管人体生死的君王

按摩方法

早晚用拇指按摩左右极泉各3分钟，可辅助治疗冠心病等心脏疾病。

手掌拍打或用拇指指腹按揉青灵，每次3分钟，可预防肋痛、肩臂疼痛以及心绞痛等疾病。

早晚用拇指指腹按压少海，每次3分钟，可调理肘关节周围软组织疾病。

癫痫发作时抽搐的患者，平常多揉灵道，可以防治抽搐。

按揉通里可治坐骨神经痛。

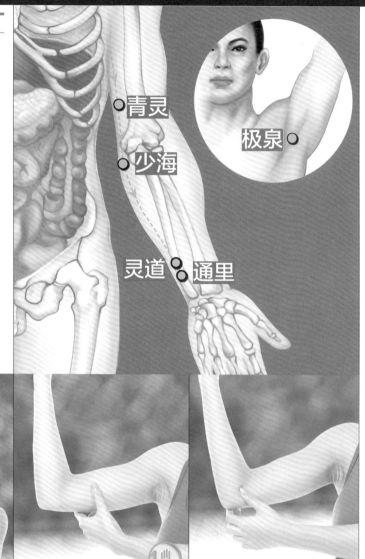

青灵

少海

极泉

灵道　通里

极泉 治冠心病的常用穴

主治： 冠心病、心痛、四肢不举、乳汁分泌不足。

部位： 在腋窝中央，腋动脉搏动处。

快速取穴： 上臂外展，腋窝顶点可触摸到动脉搏动，按压有酸胀感处即是。

青灵 祛除疼痛无烦恼

主治： 头痛、肩臂红肿、腋下肿痛、全身冷颤。

部位： 在臂前部，肘横纹上3寸，肱二头肌的内侧沟中。

快速取穴： 伸臂，确定少海与极泉位置，从少海沿两者连线量4横指处即是。

少海 常按少海，疼痛不来

主治： 心痛、牙痛、肘臂挛痛、眼充血、鼻充血。

部位： 在肘前部，横平肘横纹，肱骨内上髁前缘。

快速取穴： 屈肘90°，肘横纹内侧端凹陷处。

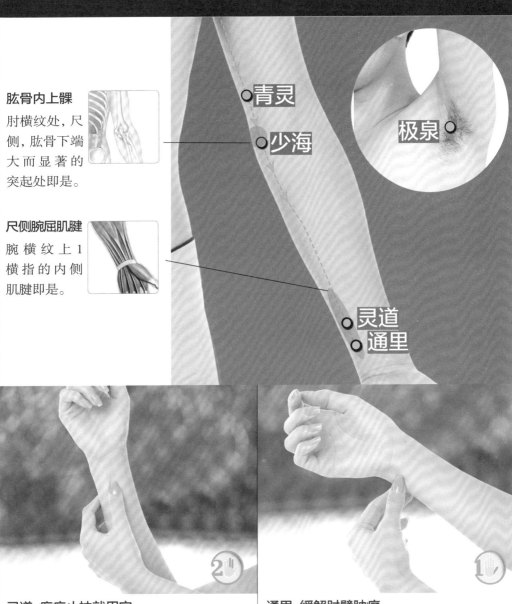

肱骨内上髁

肘横纹处,尺侧,肱骨下端大而显著的突起处即是。

尺侧腕屈肌腱

腕横纹上1横指的内侧肌腱即是。

青灵

少海

极泉

灵道
通里

灵道 癫痫止抽就用它

主治: 心脏疾病、胃痛、目赤肿痛、癫痫。

部位: 在前臂内侧,腕掌侧远端横纹上1.5寸,尺侧腕屈肌腱的桡侧缘。

快速取穴: 仰掌用力握拳,沿尺侧肌腱内侧的凹陷,从腕横纹向上量2横指处即是。

通里 缓解肘臂肿痛

主治: 肘臂肿痛、头痛、头昏、心悸、扁桃体炎。

部位: 在前臂前区,腕掌侧远端横纹上1寸,尺侧腕屈肌腱的桡侧缘。

快速取穴: 仰掌用力握拳,沿尺侧肌腱内侧的凹陷,从腕横纹向上量1横指处即是。

手少阴心经：掌管人体生死的君王

按摩方法

按摩阴郄，对骨蒸盗汗（晚上睡觉心里烦躁，易做噩梦，一出汗就醒，醒时不出汗）有特效。

每天早晚用拇指指甲尖垂直掐按神门，每次 1~3 分钟，可调理心烦、失眠、糖尿病、高血压等症。

常用拇指指尖按压少府，每次 3~5 分钟，可调节脏腑、活血润肤。

每天早晚用拇指指甲尖垂直掐按少冲，每次 3~5 分钟，有利于心脏健康。

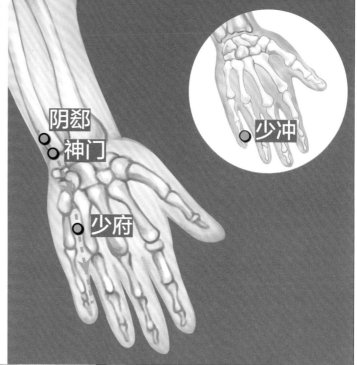

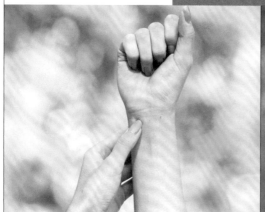

阴郄 治疗骨蒸盗汗有特效

主治： 胃痛、吐血、心痛、盗汗、失语。

部位： 在前臂前区，腕掌侧远端横纹上 0.5 寸，尺侧腕屈肌腱的桡侧缘。

快速取穴： 仰掌用力握拳，沿尺侧肌腱内侧的凹陷，从腕横纹向上量半横指处。

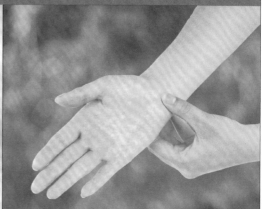

神门 安神固本之要穴

主治： 失眠、阿尔兹海默病、头痛、心悸、目眩、手臂疼痛、冠心病。

部位： 在腕前区，腕掌侧远端横纹尺侧端，尺侧腕屈肌腱的桡侧缘。

快速取穴： 一只手微握掌，另一只手四指握住手腕，屈拇指，指甲尖所到凹陷处即是。

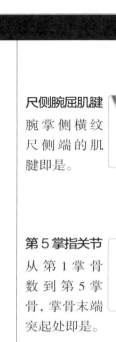

尺侧腕屈肌腱
腕掌侧横纹
尺侧端的肌
腱即是。

第 5 掌指关节
从第 1 掌骨
数到第 5 掌
骨，掌骨末端
突起处即是。

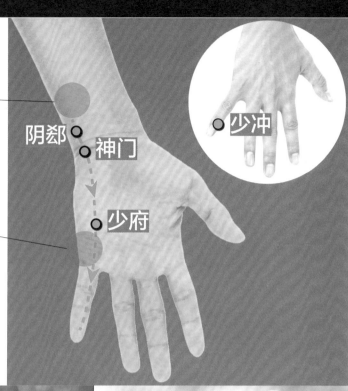

阴郄　神门　少冲　少府

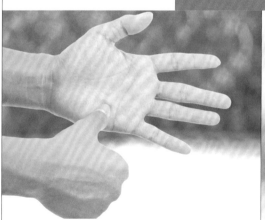

少府　养心护肾一举两得
主治：心悸、胸痛、手小指拘挛、臂神经痛。
部位：在手掌，横平第 5 掌指关节近端，第
4、5 掌骨之间。
快速取穴：半握拳，小指指尖所指处即是。

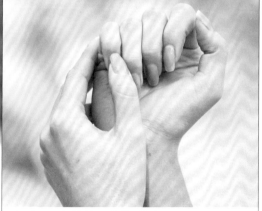

少冲　用力掐按可缓解焦虑
主治：癫狂、热病、中风昏迷、目黄、胸痛。
部位：在手指，小指末节桡侧，指甲根角侧
上方 0.1 寸（指寸）。
快速取穴：伸小指，沿指甲底部与指桡侧引
线交点处即是。

小肠经位于肩部和手臂外侧,午餐后按揉小肠经穴位最佳,肩部可请家人帮忙,但要注意力度,以舒适为度。每次 5~10 分钟。颈肩痛患者可着重按揉后溪穴,老年人可多按揉养老穴。

第七章
手太阳小肠经

保养小肠经的最佳方法和时间

1 未时(13:00~15:00)是小肠经当令,是保养小肠的最佳时段。此时多喝水、喝茶有利于小肠排毒降火。

2 午餐最好在 13:00 前吃完,此时小肠精力最旺盛,可更好地吸收营养物质,否则会造成浪费。午饭要吃好,营养价值要高、要精、要丰富。

经络保养

禁忌

尽管午餐最好在 13:00 前吃完,但也不要赶在 12:00 时吃饭,此时人的血气最旺,身体处于最亢奋的状态。

骨骼图

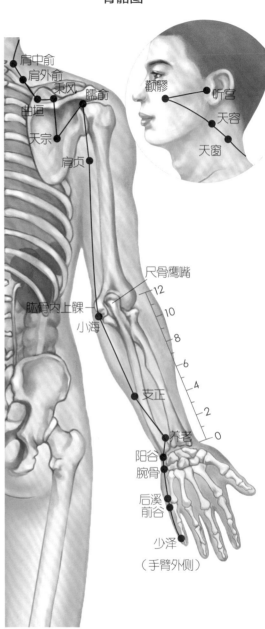

肩中俞
肩外俞
秉风
曲垣
臑俞
天宗
肩贞
颧髎
听宫
天容
天窗
尺骨鹰嘴
12
肱骨内上髁
10
小海
8
6
支正
4
2
养老
0
阳谷
腕骨
后溪
前谷
少泽
(手臂外侧)

小肠经主治经络证: 耳聋、目黄、口疮、咽痛、下颌和颈部肿痛,及经脉所过部位手肩疼痛。

小肠经主治衰弱证: 颌、颈浮肿,耳鸣,听力减退,呕吐,腹泻,手足怕冷,身体虚弱。

肌肉图

真人图

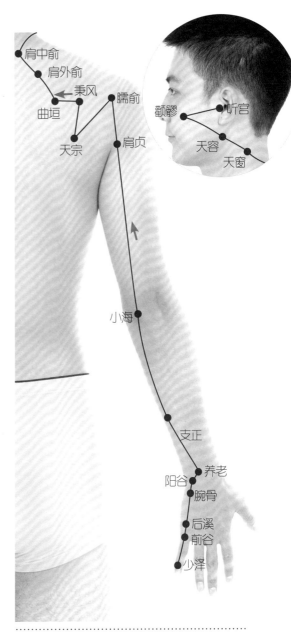

小肠经主治脏腑证： 绕脐而痛，心烦胸闷，头顶痛坠，腰脊痛引，睾丸疝气、小便赤涩、尿闭、血尿、自汗不止。

小肠经主治亢进证： 颈、后脑、太阳穴至耳疼痛，肚脐与下腹部疼痛，便秘，后肩胛至臂外后廉疼痛。

手太阳小肠经：肩臂气血通畅症痛消

按摩方法

用指甲尖垂直掐按少泽3分钟，也可把5根牙签捆在一起，点刺穴位100下，可治头痛、产后无乳等症。

常用食指指腹按揉前谷3分钟，可治上肢麻痹。

一手握另一只手掌背，食指垂直下压后溪，掐按3分钟，可治颈椎痛、闪腰、颈腰部慢性劳损等症。

食指按压腕骨3分钟，可治头项强痛、肩关节疼痛。

拇指按压阳谷3分钟，可协调脏腑功能，增强免疫力。

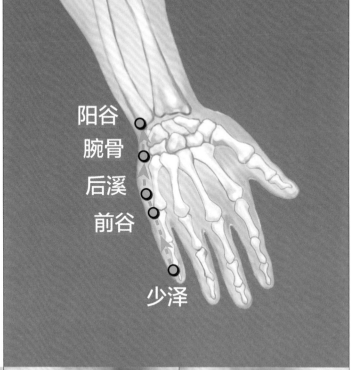

阳谷
腕骨
后溪
前谷
少泽

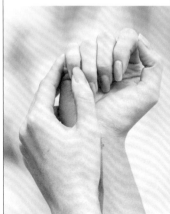

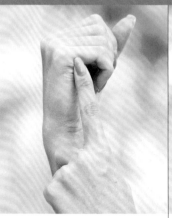

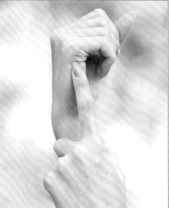

少泽 通乳功臣

主治： 头痛、颈项痛、中风昏迷、乳汁不足。

部位： 在手指，小指末节尺侧，距指甲根角侧上方0.1寸（指寸）。

快速取穴： 伸小指，沿指甲底部与指尺侧引线交点处。

前谷 泻火治口疮

主治： 头项急痛、口疮。

部位： 在手指，第5掌指关节尺侧远端赤白肉际凹陷中。

快速取穴： 握拳，小指掌指关节前有一皮肤皱襞突起，其尖端处即是。

后溪 颈椎腰椎病常用穴

主治： 颈肩痛、肘臂痛、落枕。

部位： 在手内侧，第5掌指关节尺侧近端赤白肉际凹陷中。

快速取穴： 握拳，小指掌指关节后有一皮肤皱襞突起，其尖端处即是。

尺骨茎突

展开手掌,手臂内侧的一根骨头即为尺骨,在尺骨末端靠近手掌的位置有一块突起处即是。

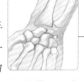

三角骨

展开手掌,位于手臂内侧,与尺骨头相邻的第一块骨头即是。

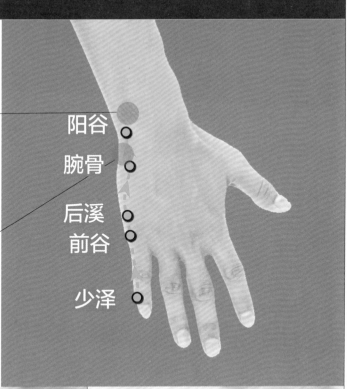

阳谷
腕骨
后溪
前谷
少泽

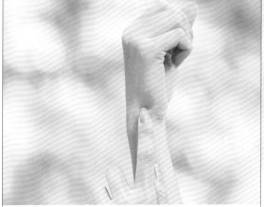

腕骨 胆囊疾病多按揉

主治:黄疸、疟疾、落枕、前臂痛、头痛、耳鸣。

部位:在手内侧,第5掌骨基底与三角骨之间的赤白肉际凹陷中。

快速取穴:微握拳,掌心向胸,由后溪向腕部推,摸到两骨结合凹陷处。

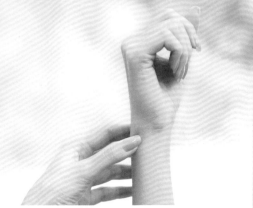

阳谷 五官"小医生"

主治:头痛,臂、腕外侧痛,耳鸣,耳聋。

部位:在腕部,尺骨茎突与三角骨之间的凹陷中。

快速取穴:屈腕,在手背腕外侧摸到两骨结合凹陷处即是。

手太阳小肠经：肩臂气血通畅症痛消

按摩方法

拇指垂直下压养老3分钟，可治高血压、阿尔茨海默病、头昏眼花、耳聋等老年病。

拇指揉按支正3分钟，可辅助治疗目眩、手麻、颈椎病。

拇指垂直下压小海3分钟，可改善贫血者眩晕感。

拇指按压肩贞，揉按3分钟，可治肩胛痛、耳鸣等。

拇指按压臑俞，每次3分钟，对上肢和肩关节都有保养作用，还可有效预防上肢无力、肩周炎等。

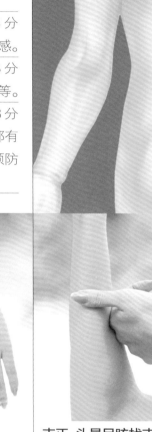

臑俞
肩贞
小海
支正
养老

养老 晚年体健靠养老
主治： 阿尔茨海默病、耳聋、腰痛。
部位： 在前臂外侧，腕背横纹上1寸，尺骨头桡侧凹陷中。
快速取穴： 掌心向胸，沿小指侧隆起高骨往桡侧推，触及一骨缝处即是。

支正 头晕目眩找支正
主治： 头痛、目眩、糖尿病。
部位： 前臂外侧，腕背侧远端横纹上5寸，尺骨尺侧与尺侧腕屈肌之间。
快速取穴： 屈肘俯掌，确定阳谷与小海位置，二者连线中点向下1横指处。

小海 贫血眩晕求小海
主治： 目眩、耳聋、颊肿、贫血眩晕。
部位： 在肘外侧，尺骨鹰嘴与肱骨内上髁之间凹陷中。
快速取穴： 屈肘，肘尖最高点与肘部内侧高骨最高点间凹陷处。

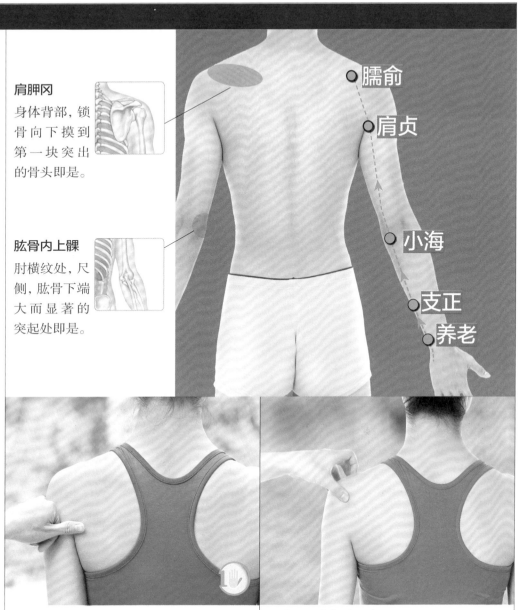

肩胛冈
身体背部，锁骨向下摸到第一块突出的骨头即是。

肱骨内上髁
肘横纹处，尺侧，肱骨下端大而显著的突起处即是。

臑俞
肩贞
小海
支正
养老

肩贞 肩周炎的必用穴
主治：肩周炎、肩胛痛、手臂麻痛、耳鸣。
部位：在肩关节后下方，腋后纹头直上1寸。
快速取穴：正坐垂臂，从腋后纹头向上量1横指处即是。

臑俞 预防上肢无力
主治：肩臂酸痛无力、肩肿、颈淋巴结核。
部位：在肩后部，腋后纹头直上，肩胛冈下缘凹陷中。
快速取穴：手臂内收，腋后纹末端直上与肩胛冈下缘交点即是。

手太阳小肠经：肩臂气血通畅症痛消

按摩方法

常用拇指指腹按揉天宗 3 分钟，或用艾条灸 5 分钟，可使颈肩气血旺盛、胸部气血畅通。

按揉秉风 5 分钟，或用艾条灸 5 分钟，可缓解肩胛疼痛。

用拇指按揉曲垣 3 分钟，对眼部疲劳、上肢不适等症状有调理作用。

按揉肩外俞 5 分钟，或用艾条灸 5 分钟，可治颈项强急等肩背颈项疾病。

按揉肩中俞 5 分钟，可缓解颈肩疼痛。

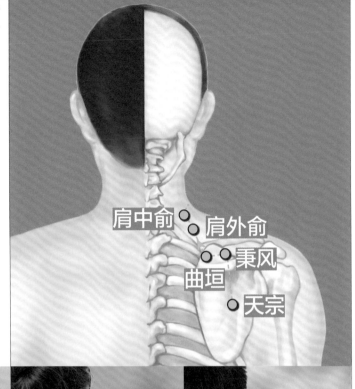

肩中俞　肩外俞　秉风　曲垣　天宗

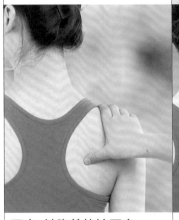

天宗　健胸美体按天宗

主治：颈椎病、肩周炎、颊颌肿、肘酸痛、乳房胀痛、气喘。

部位：在肩胛区，肩胛冈中点与肩胛骨下角连线上 1/3 与下 2/3 交点凹陷中。

快速取穴：以对侧手由颈伸向肩胛骨处，中指指腹处。

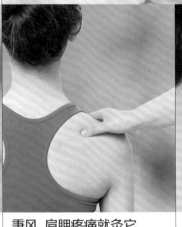

秉风　肩胛疼痛就灸它

主治：肩胛疼痛不举、颈强不得回顾、咳嗽。

部位：在肩胛区，肩胛冈中点上方冈上窝中。

快速取穴：举臂，天宗直上，肩胛部凹陷处即是。

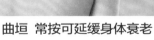

曲垣　常按可延缓身体衰老

主治：肩胛拘挛疼痛、咳嗽。

部位：在肩胛区，肩胛冈内侧端上缘凹陷中。

快速取穴：低头，从后颈部最突起椎体往下数 2 个椎体，即第 2 胸椎棘突，与臑俞连线中点处即是。

第1胸椎棘突
在背部正中线上，第1根肋骨连接胸椎，正中有一突起部位即是。

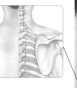

肩胛区
是肩胛骨占据的范围，有大量肌肉附着。用一只手从前胸绕到另一只手臂的后背，上部即是。

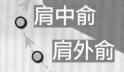

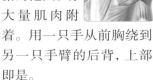

肩中俞
肩外俞
秉风
曲垣
天宗

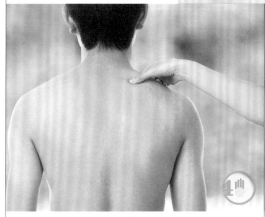

肩外俞 刮痧可治头痛

主治：肩背酸痛、颈项僵硬、上肢冷痛。

部位：在脊柱区，第1胸椎棘突下，后正中线旁开3寸。

快速取穴：在背部，先找到第1胸椎棘突，在其下方旁开4横指处。

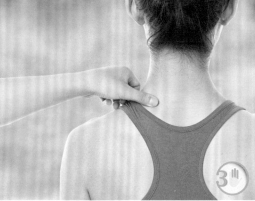

肩中俞 让肩背更有力

主治：咳嗽、肩背酸痛、颈项僵硬、发热恶寒。

部位：在脊柱区，第7颈椎棘突下，后正中线旁开2寸。

快速取穴：低头，后颈部最突起椎体旁开3横指处即是。

手太阳小肠经：肩臂气血通畅症痛消

按摩方法

按揉天窗5分钟，或用艾条灸5分钟，可治耳部疾病。

按揉天容5分钟，能缓解落枕的不适。用艾条灸天容10分钟，可治耳鸣、咽喉肿痛等五官疾病。

常按摩颧髎3分钟，可提升气色，振奋精神，还可预防面黄褐斑。

双侧同时按压听宫3分钟，可治疗耳鸣，也可辅助治疗面瘫、牙痛等头面疾病。

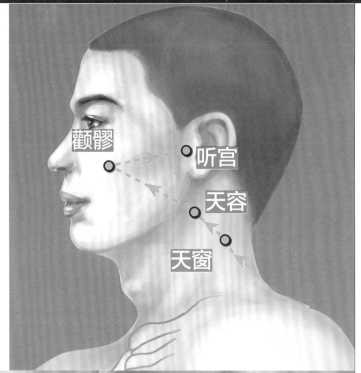

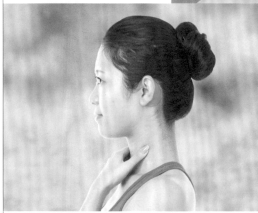

天窗　五官疾病就找它

主治：头痛、耳鸣、咽喉肿痛、痔疮。

部位：在颈部，横平喉结，胸锁乳突肌的后缘。

快速取穴：转头，从耳下向喉咙中央走行的绷紧的肌肉后缘与喉结相平处即是。

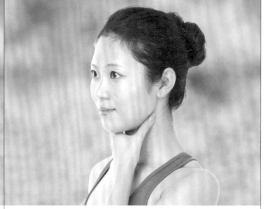

天容　缓解落枕不适

主治：头痛、耳鸣、耳聋、咽喉肿痛、哮喘。

部位：在颈部，下颌角后方，胸锁乳突肌前缘凹陷中。

快速取穴：耳垂下方的下颌角后方凹陷处即是。

颧骨

眼眶外侧向下，突起最高的一块骨头即是。

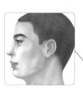

下颌关节

使嘴巴做张合动作，下颌骨靠近耳朵的末端有一突起的地方即是。

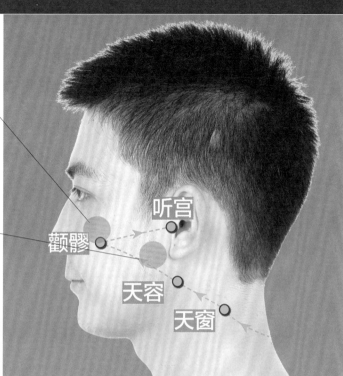

颧髎 听宫 天容 天窗

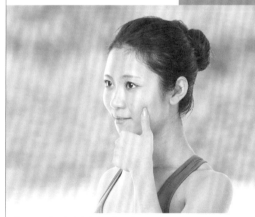

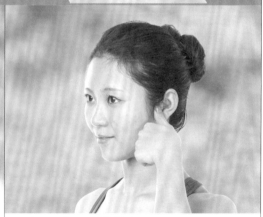

颧髎　色斑粉刺一扫光

主治： 面痛、三叉神经痛、牙龈肿痛、黄褐斑、痤疮。

部位： 在面部，颧骨下缘，目外眦直下凹陷中。

快速取穴： 在面部，颧骨最高点下缘凹陷处即是。

听宫　耳聋耳鸣就找它

主治： 耳鸣、耳聋、中耳炎、耳部疼痛、聋哑、牙痛。

部位： 在面部，耳屏正中与下颌骨髁突之间的凹陷中。

快速取穴： 微张口，耳屏与颞下颌关节之间凹陷处即是。

膀胱经从头顶到足部共 134 穴,可用捏脊的方法,用双手拇指与其余四指相对用力捏起脊柱两侧肌肉,一提一放,直到颈部。腿部的膀胱经可用点揉或敲打的方式充分刺激穴位,每日反复几次。

第八章
足太阳膀胱经

保养膀胱经的最佳方法和时间

1 申时(15:00~17:00)是膀胱经当令,膀胱负责贮藏水液和津液,水液排出体外,津液循环在体内,此时宜适时饮水。

2 申时体温较高,阴虚的人最为突出。此时适当活动有助于体内津液循环,喝滋阴泻火的茶水对阴虚的人最有效。

经络保养

饮水后一定禁忌不要憋小便,否则不利于排毒。另外,午时睡个午觉,有利于保证申时精力充沛。

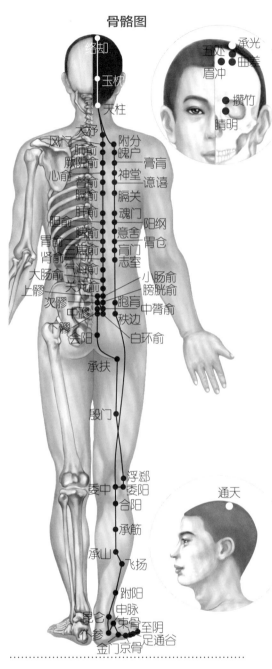

骨骼图

膀胱经主治经络证: 膀胱经虚寒则容易怕风怕冷、流鼻涕、打喷嚏,经脉循行部位如项、背、腰、小腿疼痛及运动障碍。

肌肉图

真人图

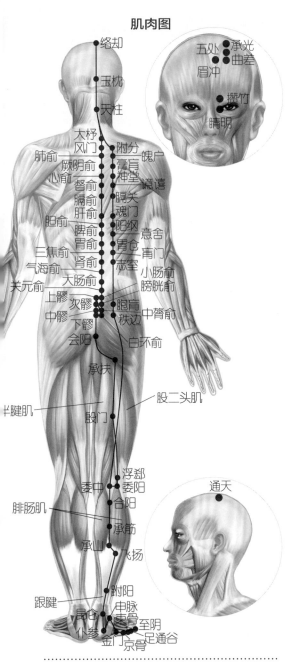

膀胱经主治脏腑证：小便不利、遗尿、尿浊、尿血；膀胱气绝则遗尿，小便失禁。

膀胱经主治亢进证：泌尿生殖器疾病、下肢痉挛疼痛、前头与后头痛。

膀胱经主治衰弱证：尿少、生殖器肿胀、背部肌肉胀痛、腰背无力。

足太阳膀胱经：通达人体全身的水道

按摩方法

按揉睛明，双侧同时按揉2分钟，可治眼部疾病。

拇指由内向外沿眉毛刮抹眼眶，对治疗眼睛红肿、肿痛等热证有效。

拇指按揉眉冲或用刮痧板刮拭，可治目赤肿痛、目视不明等眼部疾病。

拇指按压曲差，左右各3分钟，可缓解鼻塞、鼻炎。

拇指按压五处3分钟，能迅速缓解小儿惊风症状。

拇指按压承光3分钟，对头痛、鼻塞等症有效。

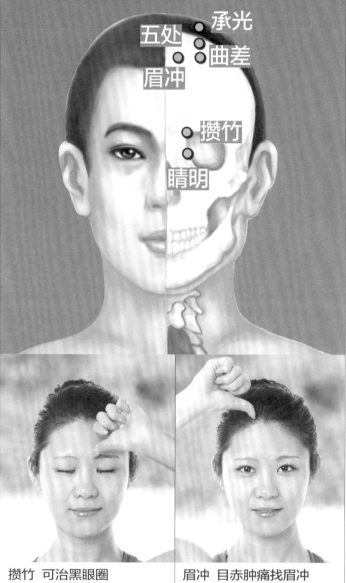

五处　承光
曲差
眉冲
攒竹
睛明

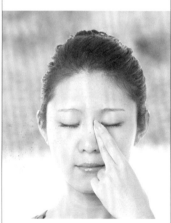

睛明　眼睛明亮的法宝

主治：目视不明、近视、夜盲。

部位：在面部，目内眦内上方眶内侧壁凹陷中。

快速取穴：正坐合眼，手指指内侧眼角稍上方，按压有一凹陷处。

攒竹　可治黑眼圈

主治：头痛、目赤肿痛、近视、夜盲症。

部位：面部，眉头凹陷中，眶上切迹处。

快速取穴：皱眉，眉毛内侧端有一隆起处即是。

眉冲　目赤肿痛找眉冲

主治：眩晕、头痛、目视不明。

部位：头部，额切际直上入发际0.5寸。

快速取穴：手指自眉头向上推，入发际0.5寸处按压有痛感处。

前发际

把前额所有头发向后拢起，额骨与头发的分界线即是。

目内眦

位于人脸面部内眼角稍上方凹陷处。

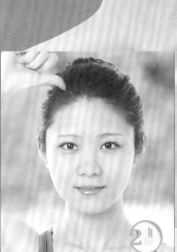

五处　承光
曲差
眉冲
攒竹
睛明

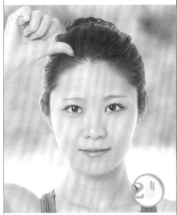

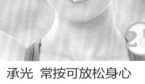

曲差　治疗鼻疾有特效

主治：头痛、鼻出血、眼病。

部位：在头部，前发际正中直上 0.5 寸，旁开 1.5 寸。

快速取穴：前发际正中直上 0.5 寸，再旁开量 2 横指，取前发际中点至额角发迹连线的内 1/3 与外 2/3 交界处。

五处　缓解小儿惊风

主治：小儿惊风、头痛、目眩、目视不明。

部位：在头部，前发际正中直上 1 寸，旁开 1.5 寸。

快速取穴：前发际正中直上 1 横指，再旁开量 2 横指处。

承光　常按可放松身心

主治：头痛、鼻塞、目眩、目视不明。

部位：在头部，前发际正中直上 2.5 寸，旁开 1.5 寸。

快速取穴：先取百会，再取百会至前发际的中点，再旁开量 2 横指处。

足太阳膀胱经：通达人体全身的水道

按摩方法

拇指按压通天3分钟，可治疗头痛、鼻出血、鼻窦炎。

拇指按压络却，早晚各1次，每次3分钟，可治头晕、耳鸣。

点按玉枕3分钟，可缓解头痛。

坚持按压天柱，连叩9下，对治疗头痛、视力模糊、头脑不清有疗效。

按压大杼3分钟，可治咳嗽、发热、肩背痛。

按压风门，左右各3分钟，可治各种风寒感冒、咳嗽、哮喘、支气管炎。

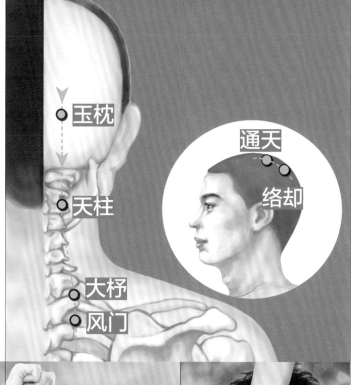

玉枕
通天
络却
天柱
大杼
风门

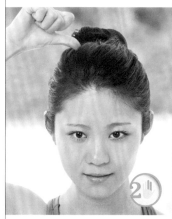

通天 让鼻内畅通无阻

主治： 颈项强硬、头痛、头重、鼻塞。

部位： 在头部，前发际正中直上4寸，旁开1.5寸处。

快速取穴： 先取承光，其直上2横指处即是。

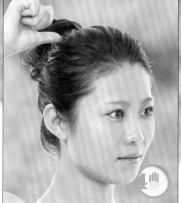

络却 消除抑郁精神好

主治： 眩晕、鼻塞、目视不明、抑郁症。

部位： 在头部，前发际正中直上5.5寸，旁开1.5寸。

快速取穴： 先取承光，其直上4横指处即是。

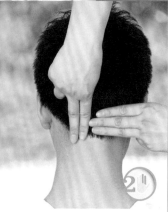

玉枕 头痛就揉它

主治： 头痛、眩晕、鼻塞。

部位： 横平枕外隆凸上缘，后发际正中旁开1.3寸。

快速取穴： 沿后发际正中向上轻推，触及枕骨，由此旁开2横指，在骨性隆起的外上缘有一凹陷处即是。

斜方肌
位于颈部和背上部的浅层，用手摸脖颈，颈椎两侧肌肉即是。

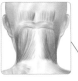

第2胸椎棘突
背部正中线上，第2根肋骨连接的胸椎正中突起处即是。

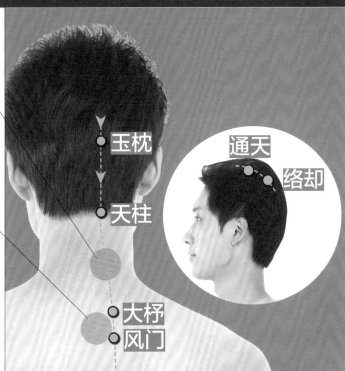

玉枕

通天

络却

天柱

大杼
风门

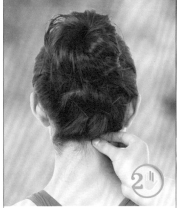

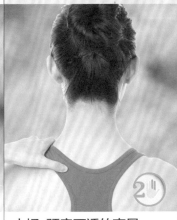

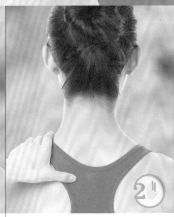

天柱 头脑清楚，天柱帮助
主治: 头痛、颈项僵硬、肩背疼痛、落枕。
部位: 在颈后部，横平第2颈椎棘突上际，斜方肌外缘凹陷中。
快速取穴: 后发际正中旁开2横指处。

大杼 颈肩不适的克星
主治: 咳嗽、肩背疼痛、喘息、胸胁支满。
部位: 在上背部，第1胸椎棘突下，后正中线旁开1.5寸。
快速取穴: 颈背交界处椎骨高突向下推1个椎体，下缘旁开2横指处。

风门 防治感冒莫忘它
主治: 发热、头痛、哮喘、呕吐、感冒。
部位: 在上背部，第2胸椎棘突下，后正中线旁开1.5寸。
快速取穴: 颈背交界处椎骨高突向下推2个椎体，其下缘旁开2横指处。

足太阳膀胱经：通达人体全身的水道

按摩方法

用拇指按揉肺俞，可缓解哮喘。

用食指按揉厥阴俞 30 下，可缓解胸闷、心悸。

按摩心俞可缓解心惊气促、心绞痛等疾病。

重按督俞，或用刮痧板由上而下刮拭，可缓解心绞痛。

饭前按揉膈俞 3 次，每次 200 下，可治中风患者进食难、吃饭呛、喝水呛等症。

食指按压肝俞做旋转运动，每次 30 分钟，可缓解眼红、眼痛。

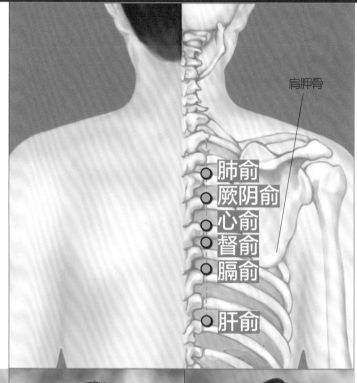

肩胛骨

肺俞
厥阴俞
心俞
督俞
膈俞

肝俞

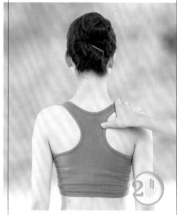

肺俞 哮喘病的克星

主治：咳嗽、哮喘、胸满喘逆、耳聋、感冒。

部位：在上背部，第 3 胸椎棘突下，后正中线旁开 1.5 寸。

快速取穴：颈背交界处椎骨高突向下推 3 个椎体，下缘旁开 2 横指处。

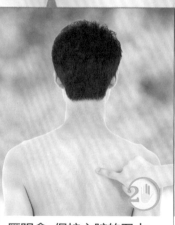

厥阴俞 保护心脏的卫士

主治：胃痛、呕吐、心悸、胸闷。

部位：在上背部，第 4 胸椎棘突下，后正中线旁开 1.5 寸。

快速取穴：颈背交界处椎骨高突向下推 4 个椎体，下缘旁开 2 横指处。

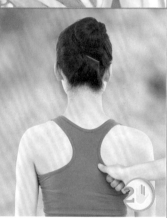

心俞 养心安神多建功

主治：胸背痛、心悸。

部位：在上背部，第 5 胸椎棘突下，后正中线旁开 1.5 寸。

快速取穴：肩胛骨下角水平连线与脊柱相交椎体处，往上推 2 个椎体，其下缘旁开 2 横指处。

肩胛骨

在背部，锁骨向下的一块大骨头即是。

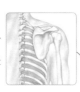

脊柱

背部正中线上连接的一串骨头，由颈椎、腰椎、骶骨和尾骨组成。

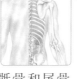

肺俞
厥阴俞
心俞
督俞
膈俞

肝俞

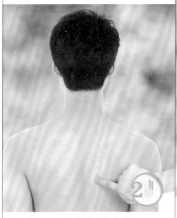

督俞 肠胃疾病的克星

主治： 发热、腹胀、心绞痛。

部位： 在上背部，第6胸椎棘突下，后正中线旁开1.5寸。

快速取穴： 肩胛骨下角水平连线与脊柱相交椎体处，往上推1个椎体，其下缘旁开2横指处。

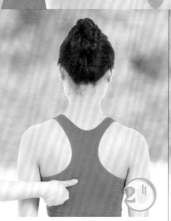

膈俞 止呕吐打嗝有特效

主治： 咯血、便血、呕吐、打嗝、荨麻疹。

部位： 在背部，第7胸椎棘突下，后正中线旁开1.5寸。

快速取穴： 肩胛骨下角水平线与脊柱相交椎体处，其下缘旁开2横指处。

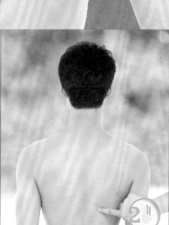

肝俞 清肝明目

主治： 黄疸、肝炎、痛经、眩晕。

部位： 在背部，第9胸椎棘突下，后正中线旁开1.5寸。

快速取穴： 肩胛骨下角水平连线与脊柱相交椎体处，往下推2个椎体，其下缘旁开2横指处。

足太阳膀胱经：通达人体全身的水道

按摩方法

拇指点压胆俞，局部有酸、胀、麻感为佳，可治胆经疾病。

吃饭没胃口，不妨按按脾俞，很快就会有饥饿感。

双手握拳，将拳背第 2、3 掌指关节放于脾俞、胃俞上，适当用力揉按 1 分钟，可和胃降逆、健脾助运。

拇指点揉按压三焦俞 5 分钟，可缓解腰痛，保护腰椎。

按揉肾俞50次，可补肾强身。

拇指按揉气海俞，能治腰背酸痛、腰膝无力等症。

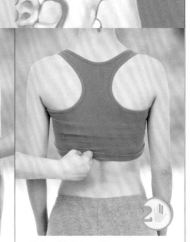

胆俞
脾俞
胃俞
三焦俞
肾俞
气海俞

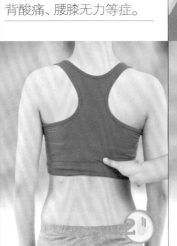
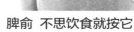

胆俞 利胆护体

主治：胃腹胀满。

部位：在背部，第 10 胸椎棘突下，后正中线旁开 1.5 寸。

快速取穴：肩胛骨下角水平连线与脊柱相交椎体处，往下推 3 个椎体，其下缘旁开 2 横指处。

脾俞 不思饮食就按它

主治：腹胀、呕吐。

部位：在下背部，第 11 胸椎棘突下，后正中线旁开 1.5 寸。

快速取穴：肚脐水平线与脊柱相交椎体处，往上推 3 个椎体，其上缘旁开 2 横指处。

胃俞 养胃和胃

主治：胃痛、呕吐。

部位：在下背部，第 12 胸椎棘突下，后正中线旁开 1.5 寸。

快速取穴：肚脐水平线与脊柱相交椎体处，往上推 2 个椎体，其上缘旁开 2 横指处。

胸椎棘突

在后背正中线上,与肋骨相连,中间凸起的部分即是胸椎棘突。

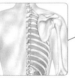

第1腰椎棘突

背部正中线上,第 12 条肋骨下的第一块突起的骨头即是。

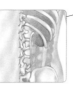

胆俞
脾俞
胃俞
三焦俞
肾俞
气海俞

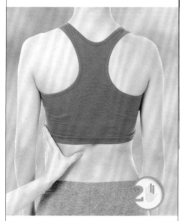

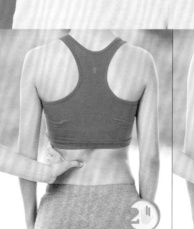

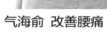

三焦俞 腰疼不怕了

主治: 水肿、遗尿、腹水、肠鸣腹泻。

部位: 在腰部,第 1 腰椎棘突下,后正中线旁开 1.5 寸。

快速取穴: 肚脐水平线与脊柱相交椎体处,往上推 1 个椎体,其上缘旁开 2 横指处。

肾俞 护肾强肾

主治: 遗精、月经不调。

部位: 在腰部,第 2 腰椎棘突下,后正中线旁开 1.5 寸。

快速取穴: 肚脐水平线与脊柱相交椎体处,其下缘旁开 2 横指处即是。

气海俞 改善腰痛

主治: 痛经、痔疮、腰痛、腿膝不利。

部位: 在腰部,第 3 腰椎棘突下,后正中线旁开 1.5 寸。

快速取穴: 肚脐水平线与脊柱相交椎体处,往下推 1 个椎体,其下缘旁开 2 横指处。

足太阳膀胱经：通达人体全身的水道

按摩方法

拇指往里向下叩按大肠俞，以小腹舒适为宜，可治腹痛、腹泻等大肠疾病。

经常按揉关元俞，可缓解生殖系统疾病。

在小肠俞附近刮痧，5分钟，可治遗尿、遗精等疾病。

在膀胱俞附近刮痧，以出现痧点为度，可治遗尿等膀胱功能失调病症。

按揉中膂俞100次，或用艾灸，每次灸5~10分钟，可治腹泻、疝气。

遗精、月经不调每日按揉白环俞10分钟，也可艾灸。

大肠俞 ○
关元俞 ○
小肠俞 ○
膀胱俞 ○
中膂俞 ○
白环俞 ○

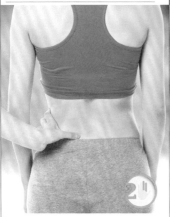

大肠俞 腰酸腰痛多按揉

主治：腹痛、腹胀。

部位：在腰部，第4腰椎棘突下，后正中线旁开1.5寸。

快速取穴：两侧髂嵴连线与脊柱交点，旁开量2横指处即是。

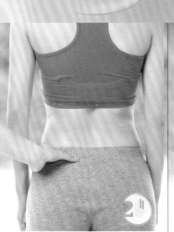

关元俞 呵护生殖器官

主治：前列腺炎、夜尿症。

部位：在腰骶部，第5腰椎棘突下，后正中线旁开1.5寸。

快速取穴：两侧髂嵴连线与脊柱交点，往下推1个椎体，旁开量2横指处。

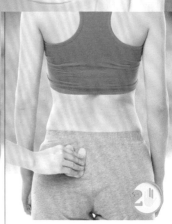

小肠俞 促进营养消化吸收

主治：腰痛、痢疾。

部位：在骶部，横平第1骶后孔，骶正中嵴旁1.5寸。

快速取穴：两侧髂嵴连线与脊柱交点，往下推2个椎体，旁开量2横指处即是。

髂嵴

在背部,腰椎底部外侧的一块大骨头即为髂骨,髂骨的上边缘即是髂嵴。

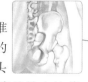

骶正中嵴

在背部,正中线上,骶骨正中部即是。

大肠俞

关元俞

小肠俞

膀胱俞

中膂俞

白环俞

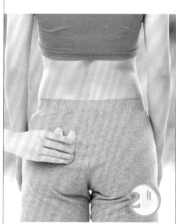

膀胱俞 小便不利常按它

主治: 小便赤涩、癃闭、夜尿症、遗精。

部位: 在骶部,横平第2骶后孔,骶正中嵴旁1.5寸。

快速取穴: 两侧髂嵴连线与脊柱交点,往下推3个椎体,旁开量2横指处。

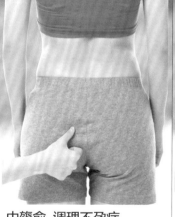

中膂俞 调理不孕症

主治: 腰脊强痛、痢疾、肾虚、坐骨神经痛。

部位: 在骶部,横平第3骶后孔,骶正中嵴旁1.5寸。

快速取穴: 膀胱俞往下推1个椎体。

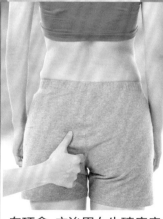

白环俞 主治男女生殖疾病

主治: 月经不调、遗精、腰腿痛、下肢瘫痪。

部位: 在骶部,横平第4骶后孔,骶正中嵴旁1.5寸。

快速取穴: 中膂俞往下推1个椎体。

足太阳膀胱经：通达人体全身的水道

按摩方法

在八髎附近找到痛点按揉，可治生殖系统方面的疾病。或每天擦热八髎穴。

拇指揉按会阳3分钟，可治腹泻、痔疮、便血等症。

拇指向上按摩承扶3分钟，可缓解下肢瘫痪、痔疮、生殖器官疼痛等症。

用手按摩殷门，对腰背疼痛和椎间盘突出症状有效。

拇指点揉浮郄5分钟，可缓解腓肠肌痉挛带来的不适。

拇指点压委阳3分钟，可治腰背痛、脑后头痛、足跟痛。

八髎

会阳

承扶

殷门

浮郄
委阳

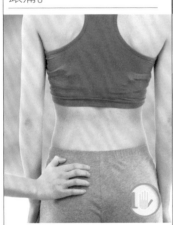

八髎 防治生殖疾病的要穴

主治：月经不调、遗精、阳痿。

部位：第1、2、3、4骶后孔，分别为上、次、中、下四髎。

快速取穴：用食指、中指、无名指、小指按骶骨第1~4假棘突上，然后向外侧移行约1横指，取有凹陷处。

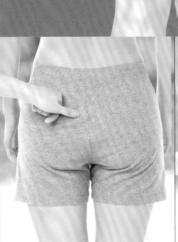

会阳 治疗痔疮便血

主治：腹泻、痔疮、便血、阴部汗湿瘙痒。

部位：在骶尾部，尾骨尖旁开0.5寸。

快速取穴：俯卧，顺着脊柱向下摸到尽头，旁开0.5寸处。

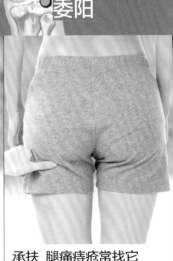

承扶 腿痛痔疮常找它

主治：下肢瘫痪、坐骨神经痛、痔疮。

部位：在股后部，臀下横纹的中点。

快速取穴：俯卧，臀下横纹正中点，按压有酸胀感处即是。

股二头肌
微下蹲，大腿后部突出的肌肉即是。

半腱肌
在大腿后部内侧，靠近股二头肌的位置。
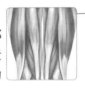

八髎

会阳

承扶

殷门

浮郄
委阳

殷门 强健腰腿有绝招
主治：腰、骶、臀、股部疼痛。
部位：在股后区，臀下横纹下6寸，股二头肌与半腱肌之间。
快速取穴：先找到承扶、膝盖后面凹陷中央的腘横纹中点，二者连线的中点上1横指处。

浮郄 快速缓解小腿抽筋
主治：腰、骶、臀、股部疼痛，坐骨神经痛，下肢瘫痪。
部位：在膝后部，腘横纹上1寸，股二头肌腱的内侧缘。
快速取穴：先找到委阳，向上1横指处即是。

委阳 腰背痛按委阳
主治：小便淋沥、便秘、腰背部疼痛。
部位：在膝部腘横纹上，股二头肌腱内侧缘。
快速取穴：膝盖后面凹陷中央的腘横纹外侧，股二头肌腱内侧即是。

足太阳膀胱经：通达人体全身的水道

按摩方法

掐按委中30次,可治腰痛。

按揉或用刮痧板从上向下刮拭附分,或艾灸附分15分钟,可治颈项强痛。

按揉魄户,可治咳嗽、气喘等肺疾。

颈肩痛时,可用刮痧板从上向下刮拭膏肓。

拇指直接点压神堂,可治咳嗽、气喘、脊背强痛等。

肩背痛时,可从上向下刮拭譩譆;经常用按摩槌敲打刺激,可调理背部肌肉疼痛。

委中

附分
魄户
膏肓
神堂
譩譆

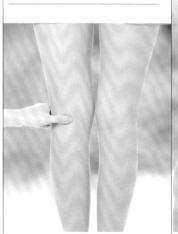

委中 缓解腰背痛

主治: 腰脊痛、坐骨神经痛、膝关节炎。

部位: 在膝后部,腘横纹中点。

快速取穴: 膝盖后面凹陷中央的腘横纹中点即是。

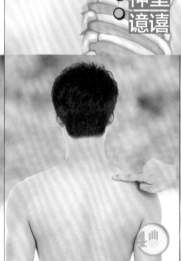

附分 颈肩不适就按它

主治: 肩背拘急疼痛、颈项强痛。

部位: 在上背部,第2胸椎棘突下,后正中线旁开3寸。

快速取穴: 颈背交界处椎骨高突向下推2个椎体,其下缘旁开4横指处。

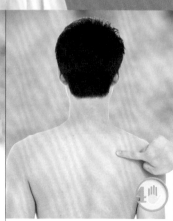

魄户 咳嗽哮喘求魄户

主治: 咳嗽、气喘、支气管炎、肺结核。

部位: 在上背部,第3胸椎棘突下,后正中线旁开3寸。

快速取穴: 颈背交界处椎骨高突向下推3个椎体,其下缘旁开4横指处。

肩胛骨

一手从胸部绕到后背，正中线的两侧，锁骨下的第一块大骨头即是。

胸椎棘突

在后背正中线上，与肋骨相连，中间凸起的部分即是胸椎棘突。

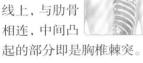

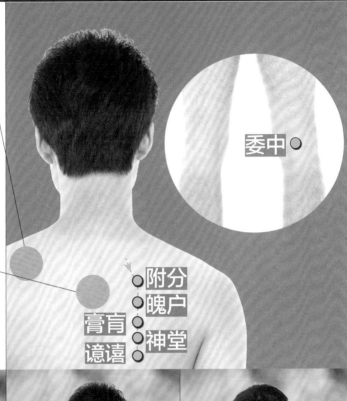

委中

附分
魄户
神堂
膏肓
譩譆

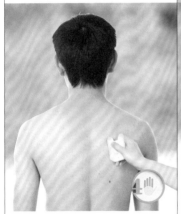

膏肓　强身保健常施灸

主治：肺痨、咳嗽、气喘、盗汗、健忘。

部位：在上背部，第4胸椎棘突下，后正中线旁开3寸。

快速取穴：低头屈颈，颈背交界处椎骨高突向下推4个椎体，其下缘旁开4横指处。

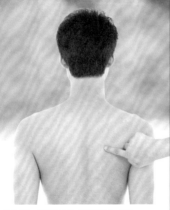

神堂　胸闷心慌用力按

主治：心悸、哮喘、心脏病。

部位：在背部，第5胸椎棘突下，后正中线旁开3寸。

快速取穴：肩胛骨下角水平连线与脊柱相交椎体处，往上推2个椎体，其下缘水平线与肩胛骨脊柱缘的垂直线交点。

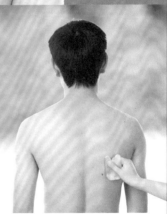

譩譆　肩背酸痛不要怕

主治：咳嗽、气喘、目眩、肩背痛、季胁痛。

部位：在背部，第6胸椎棘突下，后正中线旁开3寸处。

快速取穴：神堂往下推1个椎体。

足太阳膀胱经：通达人体全身的水道

按摩方法

用按摩槌敲打刺激膈关，可防治呕吐、打嗝等症。

食指直接点压魂门1~3分钟，可治胸胁疼痛、呕吐、腹泻、背痛等症。

经常用按摩槌敲打的方式刺激阳纲，可调理肝、胆、胃疾病引起的疼痛。

每次灸意舍15分钟，可辅助治疗糖尿病。

揉揉胃仓3~5分钟，可治腹胀、食积等脾胃病症。

食指揉按肓门5分钟，可缓解腹痛、便秘。

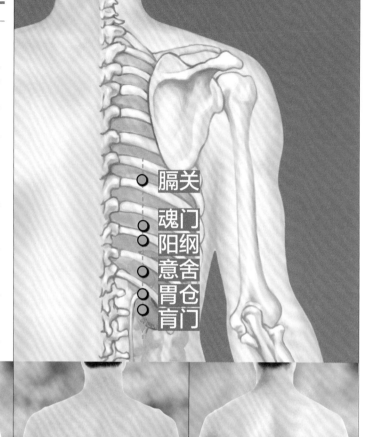

膈关
魂门
阳纲
意舍
胃仓
肓门

膈关 点按叩击降胃气

主治：饮食不下、呕吐、胸中噎闷。

部位：在背部，第7胸椎棘突下，后正中线旁开3寸。

快速取穴：肩胛骨下角水平连线与肩胛骨脊柱缘的垂直线交点。

魂门 点压缓解胸胁痛

主治：胸胁胀痛、呕吐、肠鸣腹泻、背痛。

部位：在背部，第9胸椎棘突下，后正中线旁开3寸处。

快速取穴：膈关往下推2个椎体处。

阳纲 消炎利胆佐胆俞

主治：腹泻、黄疸、大便泻利。

部位：在下背部，第10胸椎棘突下，后正中线旁开3寸。

快速取穴：肩胛骨下角水平连线与脊柱相交椎体处，往下推3个椎体，其下缘水平线与肩胛骨脊柱缘的垂直线交点即是。

脊柱

背部正中线上连接的一串骨头，由颈椎、腰椎、骶骨和尾骨组成。

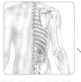

第12胸椎棘突

在背部，最后1根肋骨连接的正中线上突起位置即是。

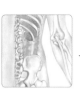

膈关

魂门

阳纲

意舍

胃仓

肓门

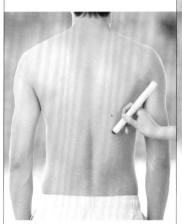

意舍 艾灸调理糖尿病

主治：腹胀、背痛、腹泻、呕吐。

部位：在下背部，第11胸椎棘突下，后正中线旁开3寸处。

快速取穴：肚脐水平线与脊柱相交椎体处，上推3个椎体，其下缘水平线与肩胛骨脊柱缘的垂直线交点处。

胃仓 增进食欲常按它

主治：胃痛、小儿食积、腹胀、便秘、水肿。

部位：在下背部，第12胸椎棘突下，后正中线旁开3寸处。

快速取穴：从意舍往下推1个椎体。

肓门 腹部不适就按它

主治：痞块、妇人乳疾、上腹痛、便秘。

部位：在腰部，第1腰椎棘突下，后正中线旁开3寸处。

快速取穴：从意舍往下推2个椎体。

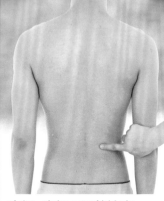

足太阳膀胱经：通达人体全身的水道

按摩方法

按揉志室，可补肾强腰。

用食指揉按胞肓3分钟，可改善腰膝寒冷。

点按秩边,可防治腰腿疼痛。

用拇指按揉合阳，可治腰痛、坐骨神经痛、痔疮。

拇指揉按承筋，左右各揉按3分钟，可治疗痔疮和小腿痉挛。

用拇指按摩承山，力度由轻到重，然后用手掌在穴位四周搓擦，令皮肤感到发热，可治疗小腿抽筋。

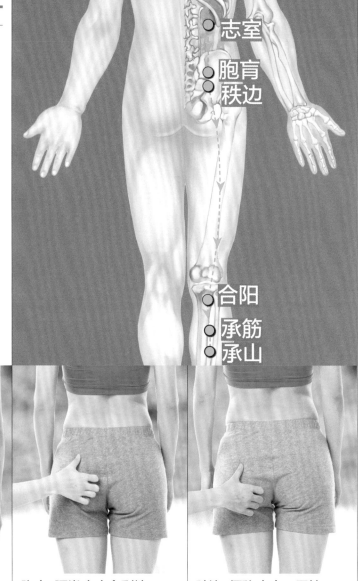

志室
胞肓
秩边

合阳
承筋
承山

志室 肾虚常按是绝招

主治:遗精、阴痛水肿。

部位:第2腰椎棘突下，旁开3寸处。

快速取穴:肚脐水平线与脊柱相交椎体处，其下缘水平线与肩胛骨脊柱缘的垂直线交点。

胞肓 腰脊疼痛多刮擦

主治:小便不利、腰脊痛。

部位:横平第2骶后孔，骶正中嵴旁开3寸。

快速取穴:两侧髂嵴连线与脊柱交点，往下推3个椎体，其下缘水平线与肩胛骨脊柱缘的垂直线交点处。

秩边 便秘痔疾不用怕

主治:腰骶痛、下肢痿痹。

部位:在骶区，横平第4骶后孔，骶正中嵴旁开3寸。

快速取穴:从胞肓往下推2个椎体处。

骶正中嵴

在人体后部正中线上，位于呈倒三角形的骶骨正中心位置上。

腓肠肌

站立，小腿蹬直，腘横纹向下突起的肌肉即是。

○ 志室

○ 胞肓
○ 秩边

○ 合阳
○ 承筋
○ 承山

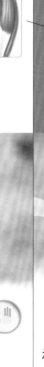
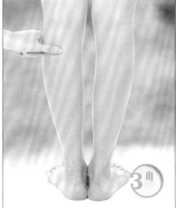

合阳 腰脚疼痛就揉它

主治：腰脊痛、崩漏、带下。

部位：在小腿后部，腘横纹下2寸，腓肠肌内、外侧头之间。

快速取穴：膝盖后面凹陷中央的腘横纹中点直下量3横指处。

承筋 小腿痉挛揉承筋

主治：腰痛、小腿痛、急性腰扭伤、腿抽筋。

部位：小腿后侧，腘横纹下5寸，腓肠肌两肌腹之间。

快速取穴：小腿用力，后面肌肉明显隆起，中央处按压有酸胀感处。

承山 腿脚抽筋不再来

主治：痔疮、便秘、腰背疼、腿抽筋。

部位：在小腿后侧，腓肠肌两肌腹与肌腱交角处。

快速取穴：膝盖后面凹陷中央的腘横纹中点与外踝尖连线的中点处。

足太阳膀胱经：通达人体全身的水道

按摩方法

拇指揉按飞扬 3 分钟，可治头痛、腰腿疼痛。

四指并拢揉按跗阳 3 分钟，可治外踝肿痛、脚麻。

拇指弯曲，用指节由上向下刮按昆仑 3 分钟，可治腿足红肿、脚腕疼痛。

牙槽脓肿的初期，按压仆参，不太严重的患者会好转。

拇指揉按申脉 3 分钟，可增强人体对寒冷的耐受性。

在金门痛点处点按 2 分钟，可即时缓解急性腰痛。

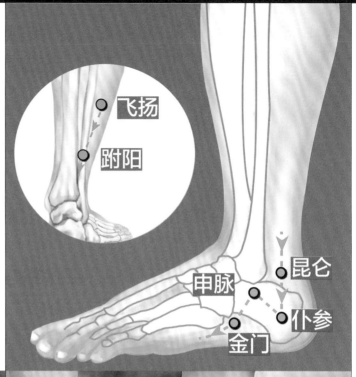

飞扬

跗阳

昆仑

申脉

仆参

金门

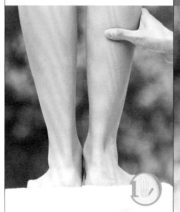

飞扬 迅速缓解腿疲劳

主治：腰腿痛、头痛、脚气。

部位：在小腿后侧，昆仑直上 7 寸，腓肠肌外下缘与跟腱移行处。

快速取穴：先找到承山（见 116 页），其下 1 横指再旁开 1 横指处。

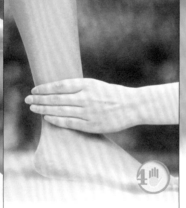

跗阳 脚踝肿痛揉揉它

主治：腰、骶、髋、股后外侧疼痛。

部位：在小腿后外侧，昆仑直上 3 寸，腓骨与跟腱之间。

快速取穴：平足外踝向上量 4 横指，按压有酸胀感处即是。

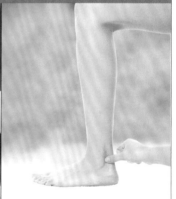

昆仑 脚踝疼痛多拿捏

主治：头痛、腰骶疼痛、外踝部红肿。

部位：外踝尖与跟腱之间凹陷中。

快速取穴：外踝尖与跟腱之间凹陷处即是。

腓肠肌

小腿后部浅层的大块肌肉即是。

跟腱

在小腿后部，足跟与小腿之间有一条绷得很紧、粗壮结实的肌腱即是。

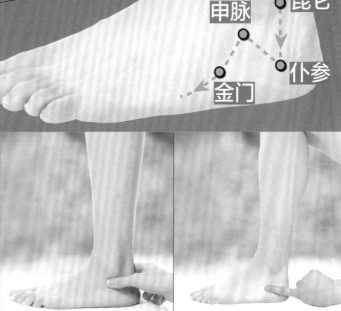

飞扬

跗阳

申脉

昆仑

仆参

金门

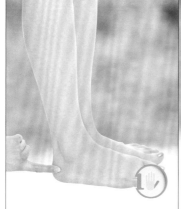

仆参 治牙槽脓肿有奇效

主治： 牙槽脓肿、下肢痿弱、足跟痛。

部位： 昆仑直下，跟骨外侧，赤白肉际处。

快速取穴： 昆仑直下1横指处。

申脉 安神宁心治失眠

主治： 失眠，癫狂，痫证，偏、正头痛。

部位： 在踝部，外踝下缘与跟骨之间凹陷中。

快速取穴： 正坐垂足着地，外踝垂直向下可触及一凹陷，按压有酸胀感处即是。

金门 急性腰痛就按它

主治： 腰痛、足部扭伤、晕厥、牙痛、偏头痛。

部位： 第5跖骨粗隆后方，骰骨外侧凹陷中。

快速取穴： 正坐垂足着地，脚趾上翘可见一骨头凸起，外侧凹陷处。

足太阳膀胱经：通达人体全身的水道

按摩方法

食指轻轻压揉京骨，有酸痛感为宜，可治疗头痛、鼻塞。

按压束骨，每次 100 下，3 次，可治疗头痛、项强、目眩等疾病。

常按足通谷，可治头痛、鼻塞、肩颈痛。

掐按至阴可纠正胎位不正，或艾灸此穴，每日灸 1 次，每次 10~15 分钟，以足小趾皮肤潮红为度。灸前排空小便，松开腰带，以利胎儿活动。

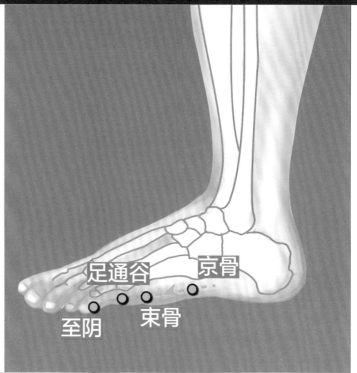

足通谷　京骨　束骨　至阴

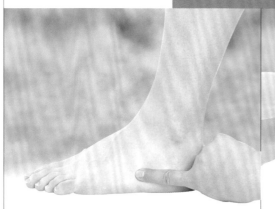

京骨　常按多掐保健康

主治：头痛、眩晕、膝痛、鼻塞、小儿惊风。

部位：在足背外侧，第 5 跖骨粗隆前下方，赤白肉际处。

快速取穴：沿小趾长骨往后推，可摸到一凸起，下方皮肤颜色交界处。

束骨　推按束骨防感冒

主治：头痛、目赤、耳聋、痔疮。

部位：在足背外侧，第 5 跖趾关节的近端，赤白肉际处。

快速取穴：小趾与足部相连接的关节，关节后方皮肤颜色交界处即是。

第5跖趾关节
人体最小的
一根脚趾趾
骨弯曲处。
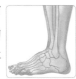

足小趾
人体最小的
一根脚趾。
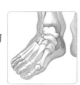

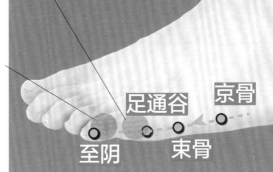

足通谷　京骨
至阴　束骨

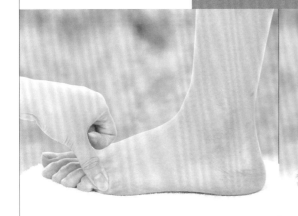

足通谷　温阳散寒治阳虚
主治: 头痛、头重、目眩、鼻塞、颈项痛。
部位: 在足趾,第5跖趾关节的远端,赤白
肉际处。
快速取穴: 小趾与足掌相连接的关节,关
节前方皮肤颜色交界处即是。

至阴　纠正胎位第一穴
主治: 头痛、鼻塞、遗精、胎位不正、难产。
部位: 在足趾,小趾末节外侧,趾甲根角侧
后方0.1寸。
快速取穴: 足小趾外侧,在趾甲外侧缘与下
缘各作一垂线,其交点处即是。

肾经位于人体上身内侧，以及腿部内侧和脚底的涌泉穴，左右共 54 穴。休息时用手掌或按摩槌等工具对肾经循行路线上的穴位进行拍打刺激，对于重点穴位可进行按摩或艾灸。每次拍打肾经 10 分钟。

第九章
足少阴肾经

保养肾经的最佳方法和时间

酉时(17:00~19:00) 是肾经当令，肾经是人体协调阴阳能量的经脉，也是维持体内水液平衡的主要经络，人体经过申时泻火排毒，肾在酉时进入贮藏精华的阶段。

经络保养

酉时不适宜进行过量的运动，也不适宜喝太多的水。

骨骼图

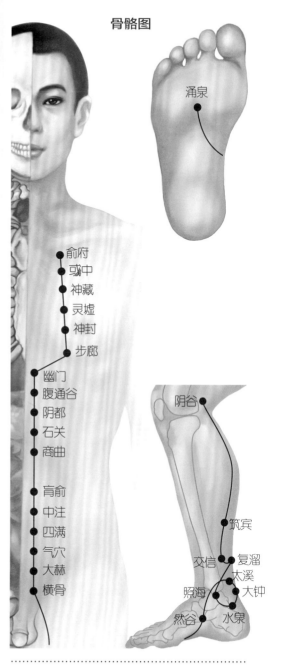

俞府
彧中
神藏
灵墟
神封
步廊
幽门
腹通谷
阴都
石关
商曲
肓俞
中注
四满
气穴
大赫
横骨

涌泉

阴谷
筑宾
交信
复溜
太溪
照海
大钟
然谷
水泉

肾经主治经络证: 肾阴不足，以怕热为主，易口干舌燥、易患慢性咽喉炎、失眠多梦等；肾阳不足，以怕冷为主，易手足冰冷、腰膝酸软等。冬天怕冷，热天怕热，上热下寒者，则肾阴阳两虚。

肌肉图　　　　　　　　　　真人图

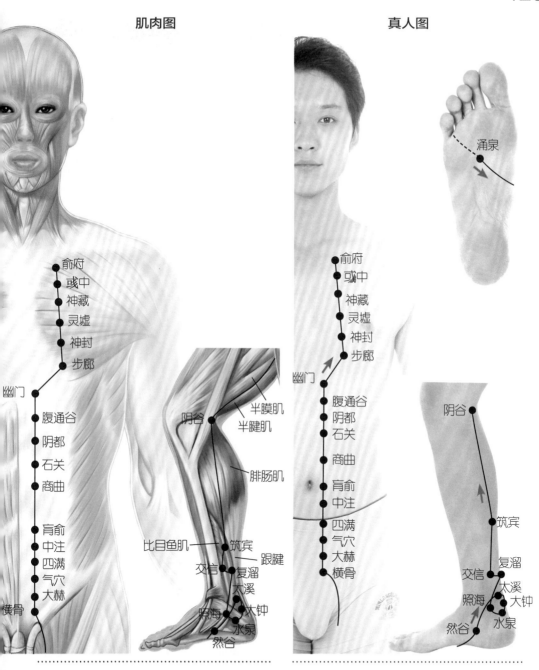

肾经主治脏腑证：主要表现在主水失司而致水肿、小便不利、遗精、阳痿、心悸、易惊、易恐、耳鸣、眼花。肾气不足则骨髓失养、骨质疏松、齿松发枯、面色无华。

肾经主治亢进热证：尿黄、尿少、口热、舌干、倦怠、足下热、性欲增强、月经异常。

肾经主治衰弱寒证：尿频、尿清、肿胀、腿冷、足下冷、下肢麻木痿弱、肠功能减弱。

足少阴肾经：人体健康的根本

按摩方法

经常按摩刺激涌泉，使足底发热，可补肾健身，改善疲乏无力、神经衰弱。

经常按揉然谷，可固肾缩尿，防治老年人尿频。

拇指刮太溪，可调节和缓解肾炎、膀胱炎、遗尿、遗精等病症。

拿捏大钟，可防治腰痛。

女性痛经，可在经期每天早晚各用艾条灸水泉1次，每次15分钟，可止痛。

用拇指向下揉按照海3分钟，可补肾、养肝、健脾。

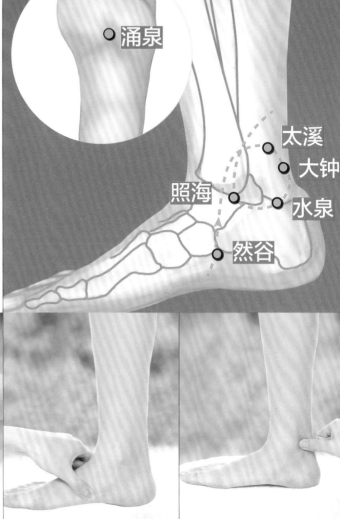

涌泉

太溪

大钟

照海

水泉

然谷

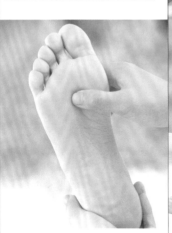

涌泉 人体生命之源

主治：休克、中暑、晕厥、鼻出血、腰痛、高血压、低血压、遗精、头晕、气管炎、扁桃体炎。

部位：屈足卷趾时足心最凹陷处。

快速取穴：卷足，足底前1/3处有一凹陷处，按压有酸痛处。

然谷 滋阴补肾助睡眠

主治：咽喉疼痛、阳痿、月经不调、胸胁胀满。

部位：在足内侧，足舟骨粗隆下方，赤白肉际处。

快速取穴：坐位垂足，内踝前下方明显骨性标志——舟骨前下方凹陷处即是。

太溪 补肾气，除百病

主治：扁桃体炎、慢性咽炎、闭经、失眠、冠心病、早泄。

部位：在踝区，内踝尖与跟腱之间的凹陷中。

快速取穴：坐位垂足，由足内踝向后推至与跟腱之间凹陷处即是。

跟腱

站立，用手触摸脚后跟，有突起处即是。

内踝尖

在脚部内侧，用手触摸有突起处即是。

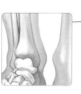

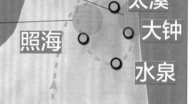

太溪

大钟

照海

水泉

然谷

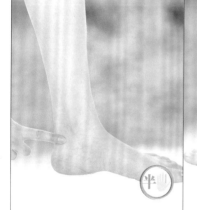

大钟 强腰壮骨疗效好

主治： 咽喉肿痛、呕吐、哮喘。

部位： 在足跟部，内踝后下方，跟骨上缘，跟腱附着部前缘凹陷中。

快速取穴： 先找到太溪，向下量半横指，再向后平推至凹陷处即是。

水泉 艾灸治痛经

主治： 小便不利、足跟痛、痛经、闭经。

部位： 在足跟区，太溪直下1寸，跟骨结节内侧凹陷中。

快速取穴： 先找到太溪，直下用拇指量1横指，按压有酸胀感处即是。

照海 月经不调的救星

主治： 咽喉肿痛、气喘、便秘、月经不调。

部位： 在内踝尖下1寸，内踝下缘边际凹陷中。

快速取穴： 由内踝尖垂直向下推，至下缘凹陷处，按压有酸痛感处。

足少阴肾经：人体健康的根本

按摩方法

拇指由下往上推按复溜3分钟，可缓解腹泻、盗汗。

食指垂直揉按交信，先左后右，可治月经不调、痛经等妇科疾病。

拇指揉按筑宾，可改善小腿痉挛、脚软无力等不适。

拇指揉按阴谷3分钟，可治疗阳痿、早泄等疾病。

拇指从上向下推摩横骨5分钟，可治小便不利、遗尿、遗精等疾病。

拇指从上向下推摩大赫5分钟，可治生殖系统、泌尿系统疾病。

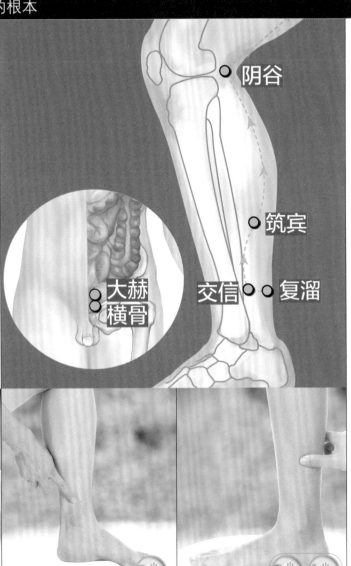

阴谷

筑宾

交信 复溜

大赫
横骨

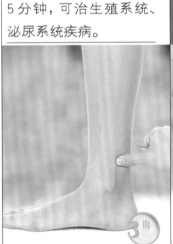

复溜 滋补肾阴数它强

主治： 水肿、腹胀、腰脊强痛、盗汗、自汗。

部位： 在小腿内侧，内踝尖上2寸，跟腱的前缘。

快速取穴： 先找到太溪，直上量3横指，跟腱前缘处，按压有酸胀感处。

交信 调经养血止崩漏

主治： 淋病、月经不调、子宫脱垂、便秘、痛经。

部位： 在小腿内侧，内踝尖上2寸，胫骨内侧缘后际凹陷中。

快速取穴： 先找到太溪，直上量3横指，再前推至胫骨后凹陷处即是。

筑宾 排毒好帮手

主治： 脚软无力、肾炎、膀胱炎、腓肠肌痉挛。

部位： 在小腿内侧，太溪直上5寸，比目鱼肌与跟腱之间。

快速取穴： 先找到太溪，直上量7横指，按压有酸胀感处即是。

半腱肌腱

半腱肌位于人体大腿内侧后部，向下至腘横纹处即是。

耻骨联合

在前正中线上，由两侧骨联合而成，在左右两块髋骨之间。

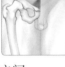

阴谷

大赫
横骨

筑宾

交信 复溜

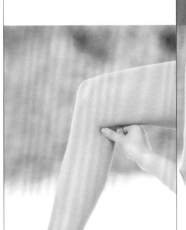

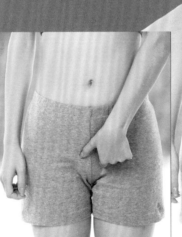

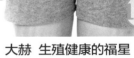

阴谷 遗尿、遗精选阴谷

主治： 小便难、遗精、早泄、阴囊湿痒、妇人带漏。

部位： 在膝后区，腘横纹上，半腱肌腱外侧缘。

快速取穴： 微屈膝，在腘窝横纹内侧可触及两条筋，两筋之间凹陷处即是。

横骨 摆脱男人难言痛苦

主治： 腹痛、外生殖器肿痛、遗精、闭经。

部位： 在下腹部，脐中下5寸，前正中线旁开0.5寸。

快速取穴： 仰卧，耻骨联合上缘中点，再旁开半横指处即是。

大赫 生殖健康的福星

主治： 遗精、月经不调、痛经、不孕、带下。

部位： 在下腹部，脐中下4寸，前正中线旁开0.5寸。

快速取穴： 仰卧，依上法找到横骨，向上1横指处即是。

足少阴肾经：人体健康的根本

按摩方法

拇指从上向下推摩气穴，5分钟，可治生殖疾病。

按揉四满可治腹痛、便秘、腹泻、月经不调等疾病。

按揉中注可治腹痛、便秘、腹泻、月经不调等疾病。

拇指从上向下推摩肓俞，可治腹泻、月经不调。

拇指从上向下推摩商曲5分钟，可治胃痛、便秘、腹泻等胃肠疾病。

拇指按压石关5分钟，可治呕吐、腹痛、妇人不孕等脾胃虚寒之证。

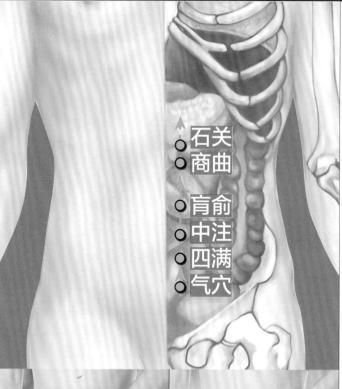

石关
商曲

肓俞
中注
四满
气穴

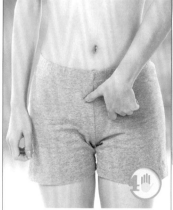

气穴 利尿通便疗效好

主治：月经不调、痛经、带下、遗精、阳痿。

部位：脐中下3寸，正中线旁开0.5寸。

快速取穴：肚脐下4横指，再旁开半横指处。

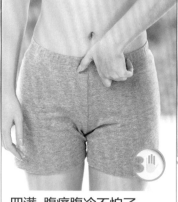

四满 腹痛腹冷不怕了

主治：痛经、不孕症、遗精、水肿、小腹痛、便秘。

部位：脐中下2寸，正中线旁开0.5寸。

快速取穴：仰卧，肚脐下3横指，再旁开半横指处即是。

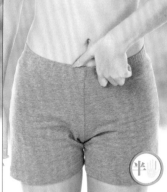

中注 常按摩，促消化

主治：腹胀、呕吐、腹泻、痢疾、腰腹疼痛。

部位：在下腹部，脐中下1寸，前正中线旁开0.5寸。

快速取穴：仰卧，肚脐下半横指，再旁开半横指处即是。

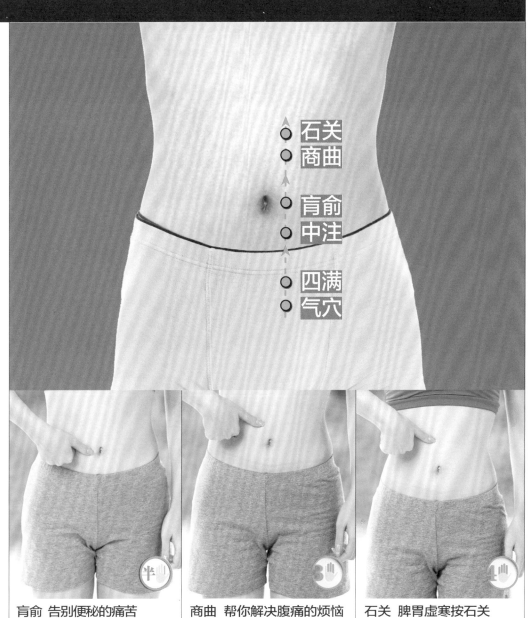

石关
商曲

肓俞
中注

四满
气穴

肓俞 告别便秘的痛苦

主治: 绕脐腹痛、腹胀、呕吐、腹泻、痢疾、便秘。

部位: 在腹中部,脐中旁开0.5寸。

快速取穴: 仰卧,肚脐旁开半横指处即是。

商曲 帮你解决腹痛的烦恼

主治: 绕脐腹痛、腹胀、呕吐、腹泻、痢疾、便秘。

部位: 在上腹部,脐中上2寸,前正中线旁开0.5寸。

快速取穴: 仰卧,肚脐上3横指,再旁开半横指处即是。

石关 脾胃虚寒按石关

主治: 闭经、带下、脾胃虚寒、腹痛。

部位: 在上腹部,脐中上3寸,前正中线旁开0.5寸。

快速取穴: 仰卧,肚脐上4横指,再旁开半横指处即是。

足少阴肾经：人体健康的根本

按摩方法

拇指指腹摩阴都、中脘（见 187 页），可治胃胀、胃痛、恶心等。

按揉腹通谷，可治胃痛、呕吐、腹痛、腹胀等胃肠疾病。

按揉幽门，可治呕吐、腹痛、腹胀、腹泻等胃肠疾病。

急性乳腺炎患者可自步廊向乳头方向推抹 50~100 次。

食指指腹揉按神封 3~5 分钟，可缓解气喘、咳嗽、胸闷等症状。

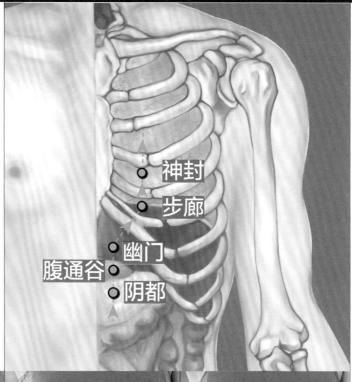

神封
步廊
幽门
腹通谷
阴都

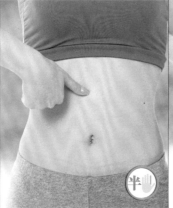

阴都 有效缓解胃痛

主治： 腹胀、肠鸣、腹痛、哮喘、便秘、妇人不孕。

部位： 在上腹部，脐中上 4 寸，前正中线旁开 0.5 寸。

快速取穴： 仰卧，剑胸结合与肚脐连线中点，再旁开半横指处即是。

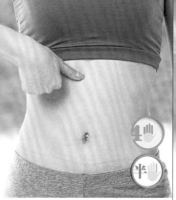

腹通谷 胃痛呕吐不用怕

主治： 腹痛，腹胀，呕吐，胸痛，急、慢性胃炎。

部位： 在上腹部，脐中上 5 寸，前正中线旁开 0.5 寸。

快速取穴： 仰卧，剑胸结合处，直下量 4 横指，再旁开半横指处即是。

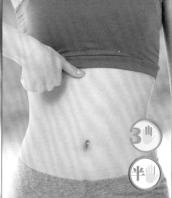

幽门 腹胀腹泻双调节

主治： 腹痛、呕吐、胃痛、胃溃疡、消化不良。

部位： 在上腹部，脐中上 6 寸，前正中线旁开 0.5 寸。

快速取穴： 仰卧，剑胸结合处，直下量 3 横指，再旁开半横指处即是。

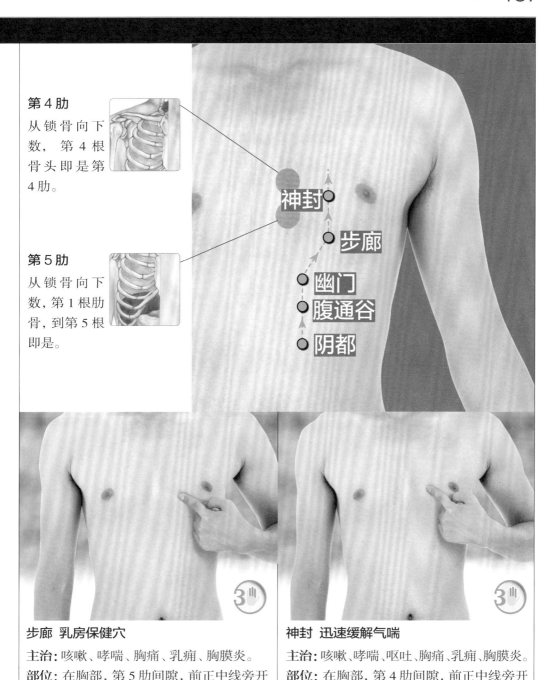

第 4 肋

从锁骨向下数，第 4 根骨头即是第 4 肋。

第 5 肋

从锁骨向下数，第 1 根肋骨，到第 5 根即是。

神封

步廊

幽门

腹通谷

阴都

步廊 乳房保健穴

主治： 咳嗽、哮喘、胸痛、乳痈、胸膜炎。

部位： 在胸部，第 5 肋间隙，前正中线旁开 2 寸。

快速取穴： 仰卧，平乳头的肋间隙的下一肋间，由前正中线旁开 3 横指处即是。

神封 迅速缓解气喘

主治： 咳嗽、哮喘、呕吐、胸痛、乳痈、胸膜炎。

部位： 在胸部，第 4 肋间隙，前正中线旁开 2 寸。

快速取穴： 仰卧，平乳头的肋间隙中，由前正中线旁开 3 横指处即是。

足少阴肾经：人体健康的根本

按摩方法

治疗风寒咳嗽，常按揉灵墟，每次 10~15 分钟，具有止咳化痰的功效。

轻轻按揉神藏，可治咳嗽、气喘等肺疾。

生气或疲累后，胸胁部有时会感到疼痛，且不断咳嗽，可用食指指腹点按彧中，有助于止痛、定咳、顺气。

经常按揉俞府可调气散结，治疗咳嗽、喘息、胸胁胀满。

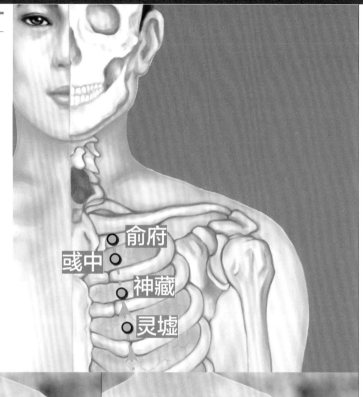

俞府

彧中

神藏

灵墟

灵墟 风寒咳嗽找灵墟

主治：咳嗽、哮喘、胸痛、乳痈。

部位：在胸部，第 3 肋间隙，前正中线旁开 2 寸。

快速取穴：自乳头垂直向上推 1 个肋间隙，前正中线旁开 3 横指处。

神藏 轻揉治咳喘

主治：咳嗽、哮喘、胸痛、支气管炎、呕吐。

部位：在胸部，第 2 肋间隙，前正中线旁开 2 寸。

快速取穴：自乳头垂直向上推 2 个肋间隙，前正中线旁开 3 横指处。

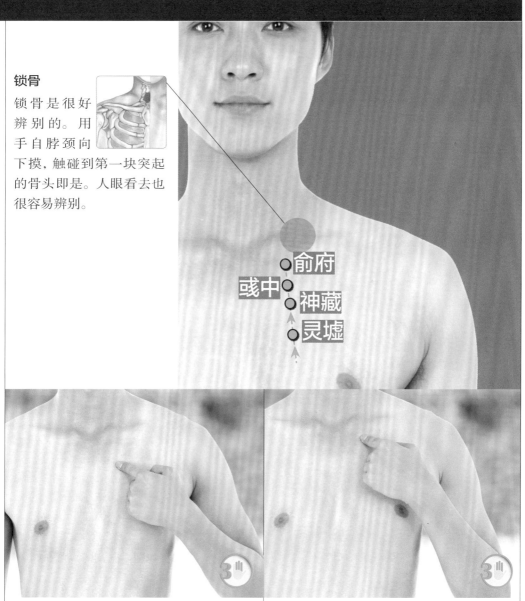

锁骨

锁骨是很好辨别的。用手自脖颈向下摸，触碰到第一块突起的骨头即是。人眼看去也很容易辨别。

俞府
彧中
神藏
灵墟

彧中 定咳顺气好帮手

主治: 咳嗽、胸胁胀满、不嗜食、咽喉肿痛。

部位: 在胸部，第1肋间隙，前正中线旁开2寸。

快速取穴: 自锁骨下缘垂直向下推1个肋骨，就是第1肋间隙，由前正中线旁开3横指处即是。

俞府 胜过止咳良药

主治: 咳嗽、哮喘、呕吐、胸胁胀满。

部位: 锁骨下缘，前正中线旁开2寸。

快速取穴: 仰卧，锁骨下可触及一凹陷，在此凹陷中，前正中线旁开3横指处即是。

心包经位于人体手臂内侧并包括胸部的天池穴。晚饭后适宜散散步,散步时轻轻拍打心包经穴位,至潮红为宜,注意拍打力度,每次 3~5 分钟即可。心包是心的城墙,具有保护心脏的功能。

第十章 手厥阴心包经

保养心包经的最佳方法和时间

1 心包经戌时(19:00~21:00)气血最旺,心脏不好者最好在戌时循按心包经。

2 戌时要给自己创造安然入眠的条件:保持心情舒畅,看书、听音乐或打太极,放松心情,从而释放压力。

经络保养

禁忌

晚餐不要太过油腻,否则易生亢热而致胸中烦闷、恶心。

骨骼图

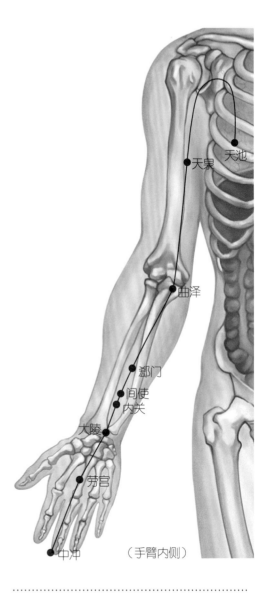

（手臂内侧）

天池
天泉
曲泽
郄门
间使
内关
大陵
劳宫
中冲

心包经主治经络证: 失眠、多梦、易醒、健忘、口疮、口臭、全身瘙痒等。

肌肉图

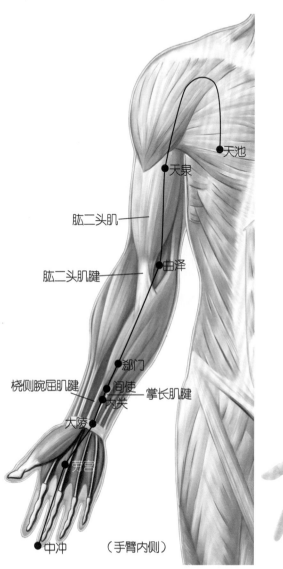

天池
天泉
肱二头肌
肱二头肌腱
曲泽
郄门
桡侧腕屈肌腱
间使
内关
掌长肌腱
大陵
劳宫
中冲
（手臂内侧）

真人图

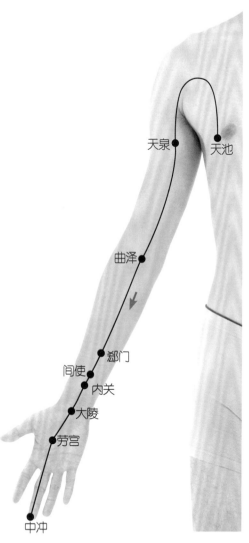

天泉
天池
曲泽
郄门
间使
内关
大陵
劳宫
中冲

心包经主治脏腑证: 心烦、心悸、心痛、心闷、神志失常等。心包气绝则眼大无神，形体萎黄如烟熏。

心包经主治亢进热证: 心烦、失眠、多梦、胸痛、头热痛、上肢痛、目赤、便秘。

心包经主治衰弱寒证: 心悸、心动过缓、眩晕、呼吸困难、上肢无力、胸痛、难入睡。

手厥阴心包经：护卫心主的大将军

按摩方法

指腹垂直下压揉按天池，持续 3~5 分钟，可治乳腺增生、乳腺炎。

心脏供血不足者，可每天用拇指指腹揉天泉，每次 1~3 分钟。

拇指垂直按压曲泽 1~3 分钟，可治心火上升引起的心痛、心悸等心血管疾病。

自己用左手拇指按定右手郄门，右手腕向内转动 45° 再返回，每分钟 60 次，按摩 1 分钟，可治心悸、心动过速、心绞痛。

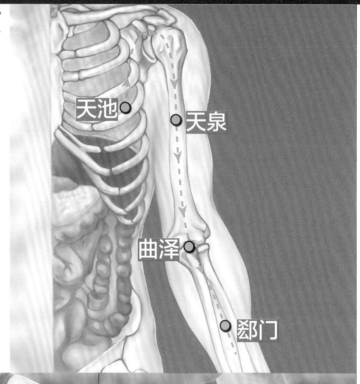

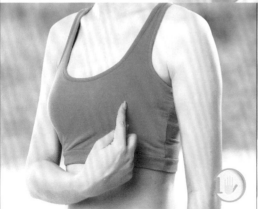

天池 乳腺增生的克星

主治：咳嗽、胸痛、胸闷、乳汁分泌不足、乳腺炎。

部位：在胸部，第 4 肋间隙，前正中线旁开 5 寸。

快速取穴：仰卧，自乳头沿水平线向外侧旁开 1 横指，按压有酸胀感处即是。

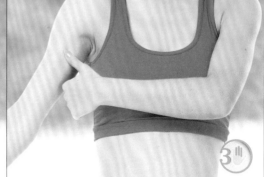

天泉 增强心脏活力

主治：心痛、打嗝、上臂内侧痛、胸背痛。

部位：在臂前区，腋前纹头下 2 寸，肱二头肌的长、短头之间。

快速取穴：伸肘仰掌，腋前纹头直下 3 横指，在肱二头肌腹间隙中，按压有酸胀感处即是。

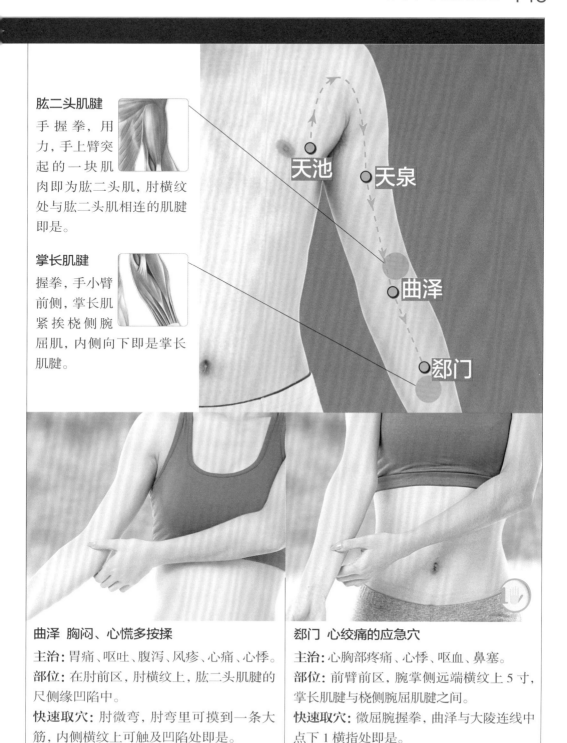

肱二头肌腱

手握拳,用力,手上臂突起的一块肌肉即为肱二头肌,肘横纹处与肱二头肌相连的肌腱即是。

掌长肌腱

握拳,手小臂前侧,掌长肌紧挨桡侧腕屈肌,内侧向下即是掌长肌腱。

天池

天泉

曲泽

郄门

曲泽 胸闷、心慌多按揉

主治: 胃痛、呕吐、腹泻、风疹、心痛、心悸。

部位: 在肘前区,肘横纹上,肱二头肌腱的尺侧缘凹陷中。

快速取穴: 肘微弯,肘弯里可摸到一条大筋,内侧横纹上可触及凹陷处即是。

郄门 心绞痛的应急穴

主治: 心胸部疼痛、心悸、呕血、鼻塞。

部位: 前臂前区,腕掌侧远端横纹上5寸,掌长肌腱与桡侧腕屈肌腱之间。

快速取穴: 微屈腕握拳,曲泽与大陵连线中点下1横指处即是。

手厥阴心包经：护卫心主的大将军

按摩方法

拇指按压间使5分钟，可消除打嗝症状。

拇指按压内关15分钟，3次，可改善风湿性心脏病、心肌炎、冠心病、心绞痛、心律不齐等症状。

拇指掐按大陵3分钟，可治心胸痛、胃炎、扁桃体炎。

拇指揉按劳宫3分钟，可治腹泻。

用较重的手法掐中冲，或用硬物捻按中冲约10秒钟，可治晕车、中风昏迷、中暑等症状。

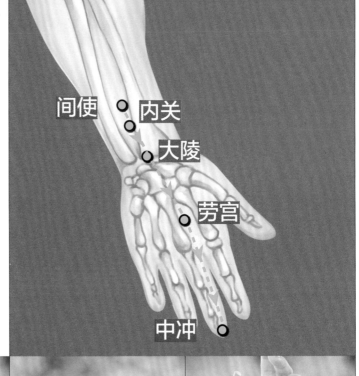

间使　内关　大陵　劳宫　中冲

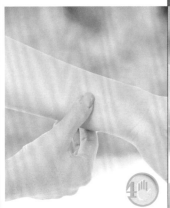

间使 治打嗝之要穴

主治： 打嗝、呕吐。

部位： 在前臂前区，腕掌侧远端横纹上3寸，掌长肌腱与桡侧腕屈肌腱之间。

快速取穴： 微屈腕握拳，从腕横纹向上量4横指，两条索状筋之间即是。

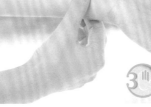

内关 心神卫士

主治： 心痛、心悸、癫痫、胃痛、哮喘、高血压、冠心病、汗多。

部位： 在前臂前区，腕掌侧远端横纹上2寸，掌长肌腱与桡侧腕屈肌腱之间。

快速取穴： 微握拳，从腕横纹向上量3横指，两索状筋之间。

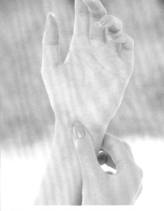

大陵 牙肿口臭不见了

主治： 身热、头痛、扁桃体炎、咽炎、肾虚。

部位： 在腕前区，腕掌侧远端横纹中，掌长肌腱与桡侧腕屈肌腱之间。

快速取穴： 微屈腕握拳，从腕横纹上，两条索状筋之间。

掌长肌腱

手掌伸平，正面，腕横纹向上3横指处正中的肌腱即是。

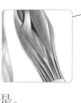

桡侧腕屈肌腱

腕横纹向上1横指的外侧肌腱即是。

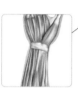

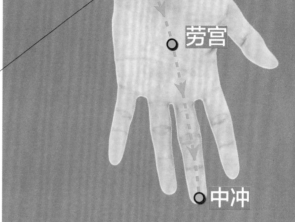

间使

内关

大陵

劳宫

中冲

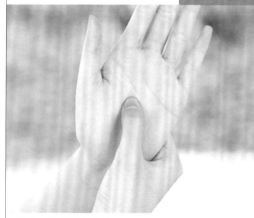

劳宫 安神解疲劳

主治: 热病、汗多、心烦、口腔溃疡、中风昏迷、高脂血症。

部位: 在掌区，横平第3掌指关节近端，第2、3掌骨之间偏于第3掌骨。

快速取穴: 握拳屈指，中指尖所指掌心处，按压有酸痛感处即是。

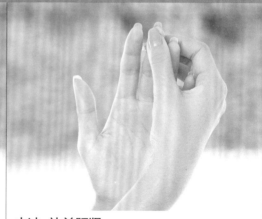

中冲 补益肝肾

主治: 心痛、心悸、中风、中暑、目赤、舌痛、小儿惊风。

部位: 在手指，中指末端最高点。

快速取穴: 俯掌，在中指尖端的中央取穴。

三焦经集中于人体头部、颈部以及手臂外侧。入睡前轻轻拍打三焦经循行路线，拍打 5 分钟即可，注意拍打力度。若不想此时睡觉，可听音乐、看书、看电视、练瑜伽，但最好不要超过亥时睡觉。

第十一章
手少阳三焦经

保养三焦经的最佳方法和时间

1 三焦经当令亥时（21:00~23:00）。三焦是六腑中最大的脏腑，为元气、水谷、水液运行之所。此时是安歇睡眠的时候。

2 在亥时睡眠，百脉可得到最好的休养生息，对身体、美容十分有益。百岁老人有个共同特点，即在亥时睡觉。

经络保养

熬夜可能出现内分泌失调的症状，所以最好不要养成熬夜的习惯。

禁忌

骨骼图

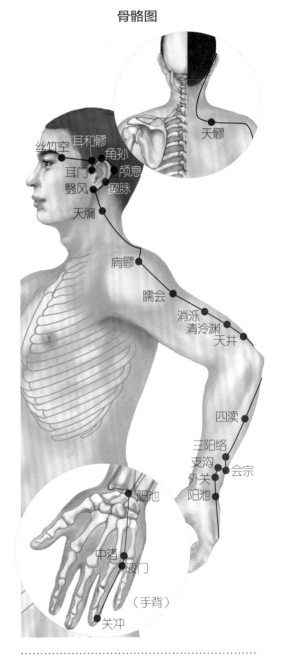

丝竹空 耳和髎 角孙
耳门 颅息
翳风 瘈脉
天牖
天髎
肩髎
臑会
消泺
清冷渊
天井
四渎
三阳络
支沟 会宗
外关
阳池 阳池
中渚
液门
（手背）
关冲

三焦经主治经络证： 偏头痛、耳鸣耳聋、咽喉肿痛、眼痛等头面五官症疾，以及经络所过部位如颈项痛、肩背痛、肘臂痛等运动障碍。

肌肉图　　　　　　　　　真人图

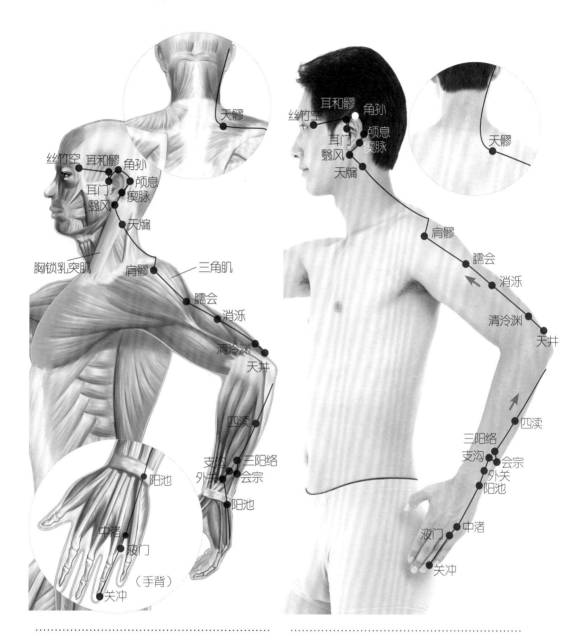

三焦经主治脏腑证：上焦病变易心烦胸闷、心悸咳喘；中焦病变易脾胃胀痛、食欲不振；下焦病变易水肿、大小便异常等。上焦气绝则喜噫、中焦气绝则不能食，下焦气绝则二便失禁。

三焦经主治亢进热证：耳鸣、耳痛、头剧痛、上肢痛、肩颈无力、食欲不振、失眠、易怒。

三焦经主治衰弱寒证：上肢无力麻木、面色苍白、呼吸表浅、发冷、尿少、忧郁、肌肉松弛无力。

手少阳三焦经：聪耳明目、通达三焦

按摩方法

拇指掐按关冲 3 分钟，可缓解更年期症状，如心慌气短、性欲减退等。

拇指按揉液门 200 次，可缓解目眩、龋齿等病症。

按摩中渚 3 分钟，可治肢体关节肿痛及屈伸不利之症。

食指按摩阳池，可改善女性在经期、孕期和产褥期出现的手脚冰凉状况。

拇指揉、点外关，力量由轻到重，可治腰痛、风湿等症。

按揉支沟 5 分钟，可清除体内宿便，防治便秘、腹胀。

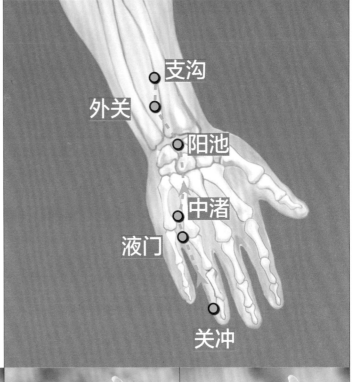

支沟
外关
阳池
中渚
液门
关冲

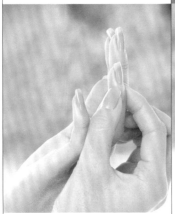

关冲 远离更年期烦恼

主治：头痛、咽喉肿痛、视物不明、肘痛。

部位：在手指，第 4 指末节尺侧，指甲根角侧上方 0.1 寸（指寸）。

快速取穴：沿无名指指甲底部与侧缘引线的交点处。

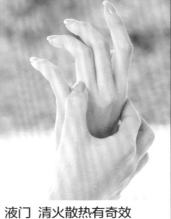

液门 清火散热有奇效

主治：手背红肿、腕部无力。

部位：在手背，第 4、5 指间，指蹼缘后方赤白肉际处。

快速取穴：手背部第 4、5 指指缝间掌指关节前可触及一凹陷处。

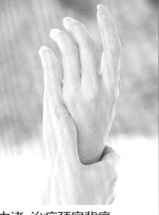

中渚 治疗颈肩背痛

主治：前臂疼痛、脂溢性皮炎、头痛、目眩、耳鸣。

部位：在手背，第 4、5 掌骨间，第 4 掌指关节近端凹陷中。

快速取穴：手背部第 4、5 指指缝间掌指关节后可触及一凹陷处。

桡骨

手小臂有两根长骨头，靠内侧的为尺骨，外侧即是桡骨。

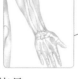

指伸肌腱

在腕背侧远端横纹上，手背正中心位置即是。

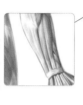

支沟
外关
阳池
中渚
液门
关冲

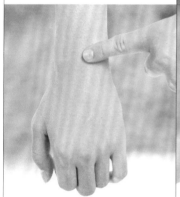

阳池 驱走手脚寒冷

主治：腕关节肿痛、手足怕冷。

部位：在腕后区，腕背侧远端横纹上，指伸肌腱的尺侧缘凹陷中。

快速取穴：腕背面，由第4掌骨向上推至腕关节横纹，可触及凹陷处。

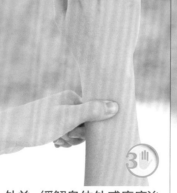

外关 缓解身体外感疼痛治风湿

主治：感冒、头痛、颈椎病。

部位：在前臂外侧，腕背侧远端横纹上2寸，尺骨与桡骨间隙中点。

快速取穴：腕背横纹中点直上3横指，前臂两骨之间凹陷处。

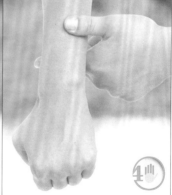

支沟 排除体内毒素

主治：胸胁痛、腹胀、心绞痛。

部位：在前臂外侧，腕背侧远端横纹上3寸，尺骨与桡骨间隙中点。

快速取穴：掌腕背横纹中点直上4横指，前臂两骨头之间的凹陷处。

手少阳三焦经：聪耳明目、通达三焦

按摩方法

拇指揉按会宗，可预防听力和视力减退。

拇指垂直下压三阳络3分钟，可有效缓解牙痛。

点按四渎3分钟，可预防耳鸣、耳聋，调理偏头痛。

一手轻握另一手肘下，用拇指指尖垂直向上按摩天井，早晚各按1次，每次3分钟。可治麦粒肿、淋巴结核。

中指揉清泠渊3分钟，可治着急上火、嗓子痛、牙痛。

用拇指向消泺施加压力，5分钟，可治头痛、颈项强痛、臂痛、牙痛。

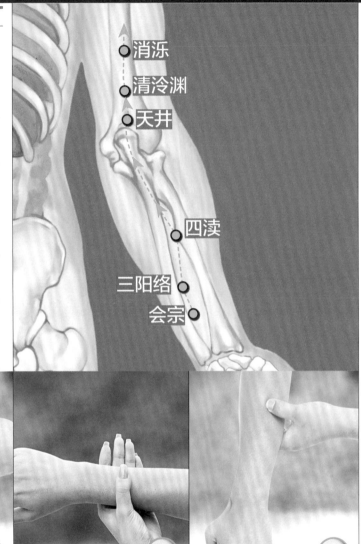

消泺
清泠渊
天井
四渎
三阳络
会宗

会宗 温通经脉治耳鸣

主治：耳聋、耳鸣、咳喘胸满。

部位：在前臂外侧，腕背侧远端横纹上3寸，尺骨的桡侧缘。

快速取穴：掌腕背横纹中点直上4横指，拇指侧按压有酸胀感处。

三阳络 治疗耳聋牙痛

主治：前臂酸痛、耳聋、牙痛。

部位：在前臂外侧，腕背侧远端横纹上4寸，尺骨与桡骨间隙中点。

快速取穴：先找到支沟，直上1横指，前臂两骨头之间凹陷处即是。

四渎 治疗咽喉肿痛有特效

主治：咽喉肿痛、耳聋、耳鸣、头痛、下牙痛、眼疾。

部位：在前臂外侧，肘尖下5寸，尺骨与桡骨间隙中。

快速取穴：先找到阳池，其与肘尖连线的中点上1横指处即是。

肩峰

锁骨向外侧，最突出的一块即是肩峰。

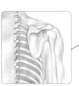

肘尖

屈臂，在肘后部最突出的一块即是。

消泺

清泠渊
天井

四渎

三阳络
会宗

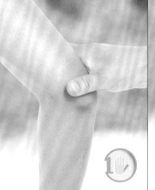

天井 淋巴结核不用怕

主治： 前臂酸痛、淋巴结核、落枕、偏头痛。

部位： 在肘后侧，肘尖上1寸凹陷中。

快速取穴： 屈肘，肘尖直上1横指凹陷处即是。

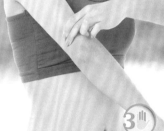

清泠渊 着急上火就揉它

主治： 前臂及肩背部酸痛不举、头项痛、眼疾。

部位： 在臂后侧，肘尖与肩峰角连线上，肘尖上2寸。

快速取穴： 屈肘，肘尖直上3横指凹陷处即是。

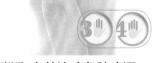

消泺 有效治疗各种痛证

主治： 颈项强急肿痛、臂痛、头痛、牙痛。

部位： 在臂后侧，肘尖与肩峰角连线上，肘尖上5寸。

快速取穴： 先取肩髎，其与肘尖连线上，肘尖上7横指处即是。

手少阳三焦经：聪耳明目、通达三焦

按摩方法

拿捏臑会3分钟，可预防肩关节炎、上肢麻痹。

拇指按揉肩髎5分钟。可治臂痛不能举、胁肋疼痛。

食指揉按天髎，可治肩臂痛、颈项僵硬疼痛。

食指按摩天牖5分钟，可治肩颈不适。

手指尖按压翳风，一般5分钟内就可以止嗝。

拇指贴于耳后根处，顺时针方向按摩瘈脉3分钟，早晚各1次，可治头痛、耳鸣、耳聋。

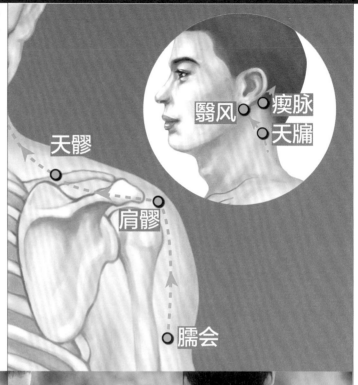

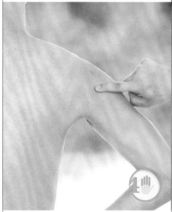

臑会 专治肩膀痛

主治： 肩胛肿痛、肩臂酸痛。

部位： 在臂后区，肩峰角下3寸，三角肌的后下缘。

快速取穴： 先取肩髎，其与肘尖连线上，肩髎下4横指处即是。

肩髎 缓解肩痛不举

主治： 肩胛肿痛、肩臂痛、中风偏瘫、荨麻疹。

部位： 在三角肌区，肩峰角与肱骨大结节两骨间凹陷中。

快速取穴： 外展上臂，肩膀后下方凹陷处即是。

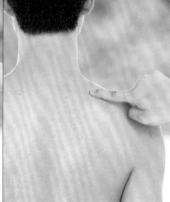

天髎 治疗颈项强痛

主治： 肩臂痛、颈项僵硬疼痛、胸中烦满。

部位： 在肩胛区，肩胛骨上角骨际凹陷中。

快速取穴： 肩胛骨上角，其上方的凹陷处即是。

胸锁乳突肌
在耳部后下方，触摸到的第一块肌肉即是。

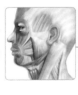

下颌角
下颌骨两侧边缘即是。

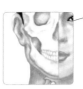

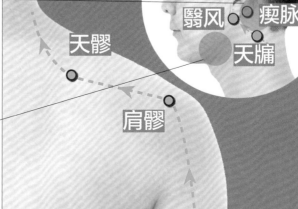

翳风　瘈脉
天髎
天牖
肩髎
臑会

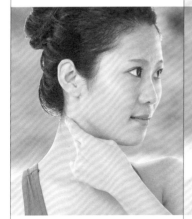

天牖 缓解颈肩酸痛
主治：头痛、头晕、颈肩酸痛、目痛、耳鸣。
部位：在项后，横平下颌角，胸锁乳突肌的后缘凹陷中。
快速取穴：乳突后方直下平下颌角的凹陷处即是。

翳风 快速止嗝
主治：打嗝、中耳炎、三叉神经痛、牙痛。
部位：在颈部，耳垂后方，乳突下端前方凹陷中。
快速取穴：头偏向一侧，将耳垂下压，所覆盖范围中的凹陷处即是。

瘈脉 小儿惊风疗效佳
主治：头痛、耳鸣、呕吐。
部位：在头部，角孙与翳风沿耳轮弧形连线的上 2/3 与下 1/3 交点处。
快速取穴：沿翳风和角孙作耳轮连线，连线的上 2/3 与下 1/3 交点处。

手少阳三焦经：聪耳明目、通达三焦

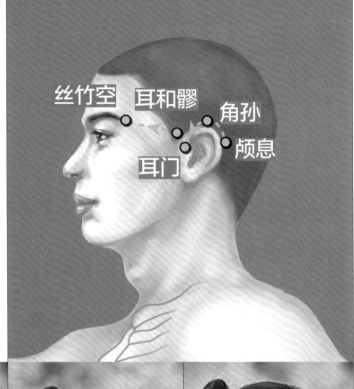

丝竹空　耳和髎　角孙　颅息　耳门

按摩方法

拇指贴于耳后根处按摩颅息3分钟，可治头痛、耳鸣、中耳炎等症。

拇指揉按角孙3分钟，对白内障、目生翳膜、齿龈肿痛等疾病有效。

早晚各揉按耳门1次，3分钟，可治耳鸣、中耳炎、耳道炎、重听等耳部疾病。

拇指按摩耳和髎5分钟，可预防面部痉挛，调理头重、中风后遗症等疾病。

拇指向内揉按丝竹空3分钟，可治头痛、头晕、目眩。

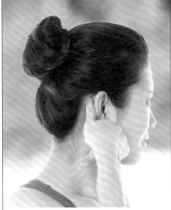

颅息　头痛耳鸣揉颅息

主治：耳鸣、头痛、小儿惊风。

部位：在头部，角孙与翳风沿耳轮弧形连线的上1/3与下2/3交点处。

快速取穴：先找到翳风和角孙，二者之间作耳轮连线，连线的上1/3与下2/3交点处。

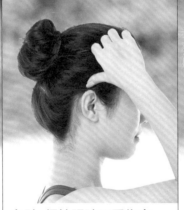

角孙　保护眼睛不受伤害

主治：目赤肿痛、牙痛、头痛、颈项僵硬。

部位：在头部，耳尖正对发际处。

快速取穴：在头部，将耳郭折叠向前，找到耳尖，耳尖直上入发际处即是。

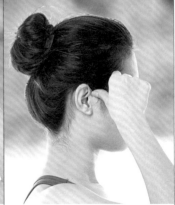

耳门　护耳有绝招

主治：耳鸣、耳聋、耳道流脓、中耳炎、牙痛。

部位：在耳前，耳屏上切迹与下颌骨髁突之间的凹陷中。

快速取穴：耳屏上缘的前方，张口有凹陷处即是。

颞浅动脉

位于耳屏前方可触及该动脉搏动。

下颌骨髁突

在下颌骨上方，靠近耳部下方突起的位置张口时向前滑动的骨突即是。

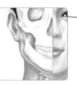

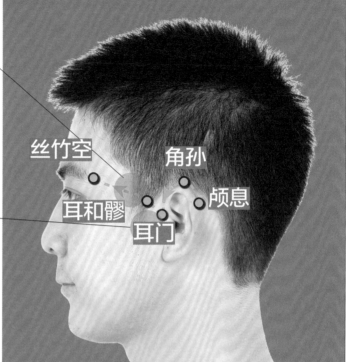

丝竹空　角孙　颅息　耳和髎　耳门

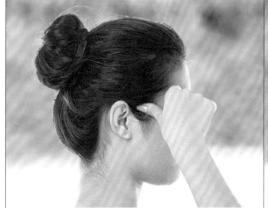

耳和髎　五官疾病不必苦恼

主治： 牙关拘急、口眼㖞斜、头重痛、耳鸣。

部位： 在头部，鬓发后缘，耳郭根的前方，颞浅动脉的后缘。

快速取穴： 在头侧部，鬓发后缘作垂直线，耳郭根部作水平线，二者交点处即是。

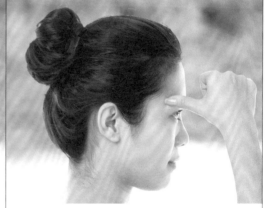

丝竹空　头痛头晕都点它

主治： 头痛、头晕、目赤肿痛、视神经萎缩。

部位： 在面部，眉梢凹陷中。

快速取穴： 在面部，眉毛外侧缘眉梢凹陷处。

胆经循行路线长，从头到脚，部位多，功能广。若选择子时入睡，可在睡前拍打胆经，头部可用手指刮拭，但要注意拍打力度，以舒适为宜，拍打过重不利于入睡，每次3分钟即可。

第十二章 足少阳胆经

保养胆经的最佳方法和时间

1 子时(23:00~1:00)一阳初生，犹如种子开始发芽，嫩芽受损影响最大。所以子时不要熬夜,应及时睡觉。

2 子时前入睡，醒后头脑清醒、气色红润，没有黑眼圈。常于子时内不能入睡者，则气色青白、眼眶昏黑。胆汁排毒不良，易患结石病。

经络保养

子时最好不要吃夜宵或做剧烈运动，以免影响入睡。 禁忌

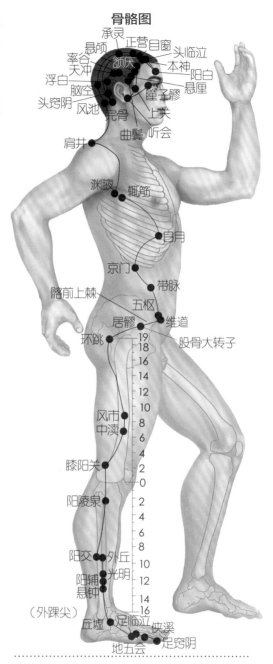

骨骼图

承灵 悬颅 正营 目窗 头临泣 率谷 颔厌 本神 天冲 阳白 浮白 脑空 悬厘 头窍阴 瞳子髎 风池 完骨 上关 曲鬓 听会 肩井 渊腋 辄筋 日月 京门 带脉 髂前上棘 五枢 居髎 维道 环跳 股骨大转子 风市 中渎 膝阳关 阳陵泉 阳交 外丘 光明 阳辅 悬钟 （外踝尖） 丘墟 足临泣 侠溪 地五会 足窍阴

19 18 16 14 12 10 8 6 4 2 0 2 4 6 8 10 12 14 16

保养胆经主治经络证: 口苦口干、偏头痛、白发、脱发、怕冷怕热、腋下肿痛、膝或踝关节痛、坐骨神经痛。

肌肉图

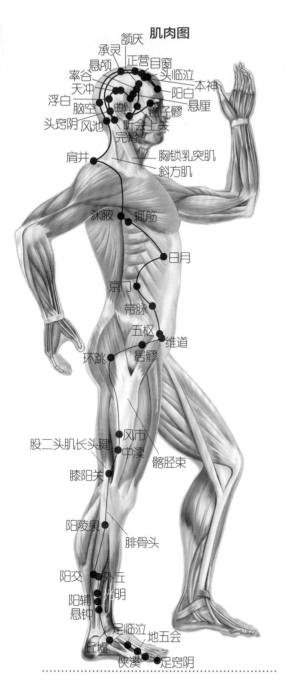

真人图

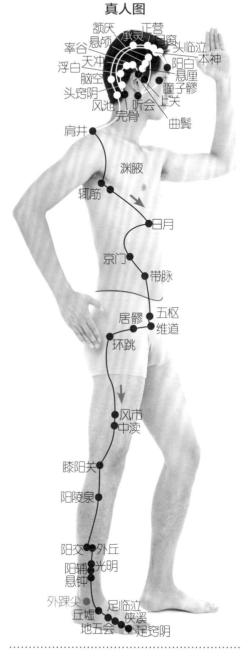

保养胆经主治脏腑证: 胸胁苦满、胆怯易惊、食欲不振、喜叹气、失眠、易怒、皮肤萎黄、便秘等。胆气绝则眉倾毛落。

保养胆经主治亢进热证: 口苦、胸胁胀、颈或下颌疼痛、喉咙不适、失眠、头痛、便秘、足下热。

保养胆经主治衰弱寒证: 虚弱、关节肿胀、下肢无力、目黄、吐苦水、嗜睡、盗汗。

足少阳胆经：具有神奇养生功用的经脉

按摩方法

拇指揉按瞳子髎，揉按每次 3 分钟，可治目赤肿痛、角膜炎、屈光不正、青光眼。

耳聋耳鸣时，用拇指按压听会，可使症状缓解。

拇指揉按上关 3 分钟，可治疗耳鸣、耳聋、牙痛。

食指揉按颔厌，每次 3 分钟，可治五官科疾病。

多揉揉悬颅 3 分钟，有助于孩子集中注意力。

头晕目眩时，用食指轻轻揉按悬厘，不适很快就能缓解。

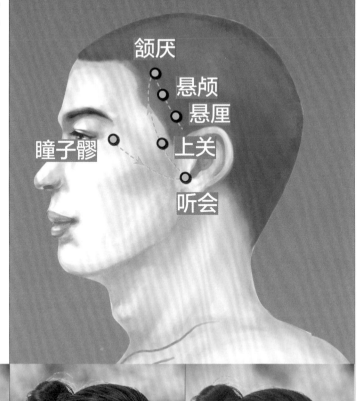

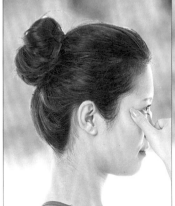

瞳子髎 治疗目赤眼花特效穴

主治： 目痛、角膜炎、青光眼。

部位： 在面部，目外眦外侧 0.5 寸凹陷中。

快速取穴： 正坐，目外眦旁，眼眶外侧缘处。

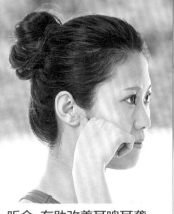

听会 有助改善耳鸣耳聋

主治： 头痛、下颌关节炎、耳鸣。

部位： 在面部，耳屏间切迹与下颌骨髁突之间的凹陷中。

快速取穴： 正坐，耳屏下缘前方，张口有凹陷处即是。或先取下关，向上推至颧弓上缘的凹陷中。

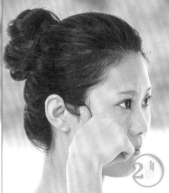

上关 常按预防视力减退

主治： 头痛、眩晕、偏风、耳鸣、耳聋。

部位： 在面部，颧弓上缘中央凹陷中。

快速取穴： 正坐，耳屏往前量 2 横指，耳前颧骨弓上侧凹陷处即是。

目外眦

即外眼角，靠耳朵边眼角的外侧即是。

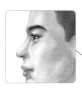

下颌骨髁突

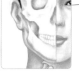

在下颌骨上方，靠近耳部下方突起的位置张口时，向前滑动的骨突即是。

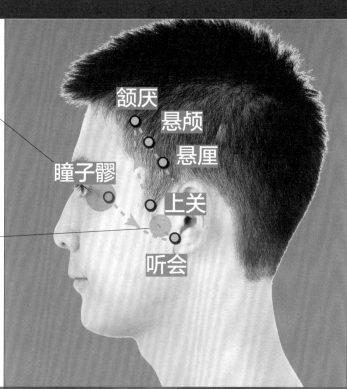

颔厌

悬颅

悬厘

瞳子髎

上关

听会

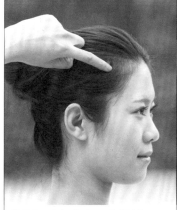

颔厌 五官疾病不必苦恼

主治: 头痛、眩晕、偏头痛、颈项痛、耳鸣。

部位: 在头部，从头维至曲鬓的弧形连线的上 1/4 与下 3/4 的交点处。

快速取穴: 先找到头维和曲鬓，两穴连线的上 1/4 处。

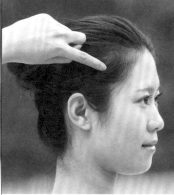

悬颅 集中精力不走神

主治: 偏头痛、目外眦红肿、牙痛。

部位: 头维至曲鬓的弧形连线的中点处。

快速取穴: 先找到头维和曲鬓，两穴连线的中点处即是。

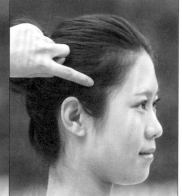

悬厘 偏头痛的终结者

主治: 热病汗不出、头痛、眩晕、三叉神经痛。

部位: 在头部，从头维至曲鬓的弧形连线的上 3/4 与下 1/4 的交点处。

快速取穴: 先找到头维和曲鬓，两穴连线的下 1/4 处。

足少阳胆经：具有神奇养生功用的经脉

按摩方法

食指揉按曲鬓3分钟，可治疗头痛、牙痛、颊肿。

由前向后推抹率谷50次，可治疗偏头痛。

头痛、牙龈肿痛时，可用食指按摩天冲，能止痛。

食指揉按浮白3分钟，可治熬夜不睡觉或者经常失眠而引起的头发白。

揉按头窍阴3分钟，可改善和治疗耳鸣、耳聋等耳部疾病。

食指揉按完骨3分钟，对五官疾病有效。

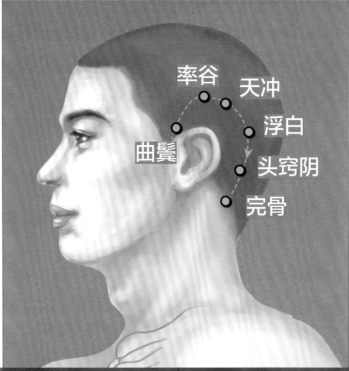

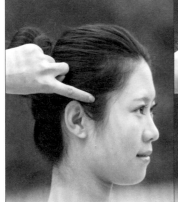

曲鬓 牙痛颊肿就揉它

主治： 头痛、眩晕、口眼㖞斜、牙痛、颊肿。

部位： 鬓角发际后缘与耳尖水平线的交点处。

快速取穴： 在耳前鬓角发际后缘作垂直线，与耳尖水平线相交处即是。

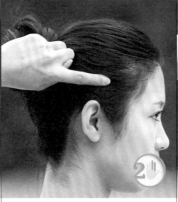

率谷 按揉治头痛

主治： 头痛、眩晕、小儿惊风、胃寒、呕吐。

部位： 在头部，耳尖直上入发际1.5寸。

快速取穴： 角孙直上2横指处。

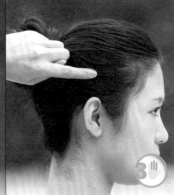

天冲 牙龈肿痛找天冲

主治： 头痛、眩晕、癫痫、呕吐、牙龈肿痛。

部位： 在头部，耳根后缘直上，入发际2寸。

快速取穴： 耳根后缘，直上入发际3横指处即是。

耳前鬓角发际

耳朵前方的头发拢起后露出的边缘。

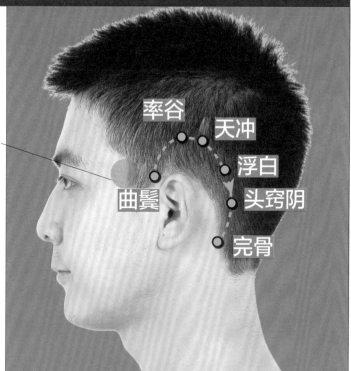

率谷
天冲
浮白
头窍阴
完骨
曲鬓

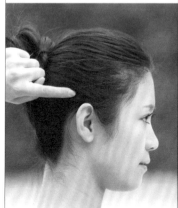

浮白 专治头发白

主治：头痛、发白、颈项强痛、胸痛、打嗝。

部位：在头部，耳后乳突的后上方，天冲与完骨弧形连线的上 1/3 与下 2/3 交点处。

快速取穴：先找到天冲和完骨，二者弧形连线上 1/3 处。

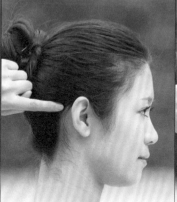

头窍阴 耳鸣耳聋不担忧

主治：头痛、眩晕、耳鸣、耳聋、牙痛。

部位：在头部，当天冲与完骨弧形连线的上 2/3 与下 1/3 交点处。

快速取穴：先找到天冲和完骨，二者弧形连线下 1/3 处。

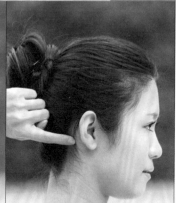

完骨 常按可改善贫血

主治：头痛、眩晕、耳鸣、耳聋、失眠。

部位：耳后乳突的后下方凹陷中。

快速取穴：耳后明显突起，其下方凹陷处即是。

足少阳胆经：具有神奇养生功用的经脉

按摩方法

按摩本神每次 3 分钟，可有效治疗头痛、目眩。

拇指置于阳白上，揉按 3 分钟，能有效治疗眼疾。

揉按头临泣 3 分钟，可改善和治疗头痛、目痛、鼻塞、鼻窦炎。

拇指置于目窗上垂直揉按，每次 3 分钟，可治目痛、目眩、近视、远视。

头痛头晕时，用手指压揉正营，可快速缓解。

拇指按压承灵 3 分钟，可调理面部痉挛。

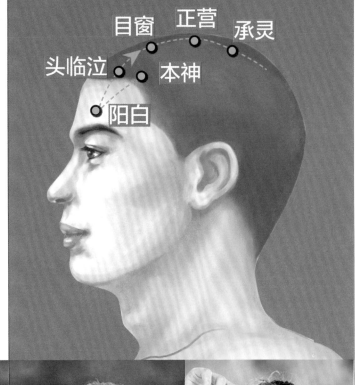

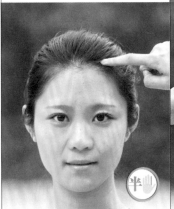

本神 头痛、目眩就按它

主治：头痛、眩晕、颈项强直、中风、小儿惊风。

部位：前发际上 0.5 寸，头正中线旁开 3 寸。

快速取穴：正坐，从外眼角直上入发际半横指，按压有酸痛感处即是。

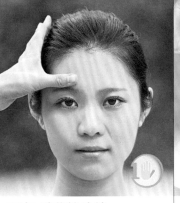

阳白 淡化抬头纹

主治：头痛、颈项强直、角膜痒痛、近视、面瘫。

部位：在头部，眉上 1 寸，瞳孔直上。

快速取穴：正坐，眼向前平视，自眉中直上 1 横指处即是。

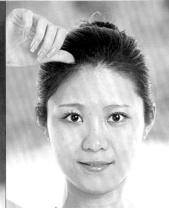

头临泣 头痛鼻塞及时了

主治：头痛、目眩、目赤肿痛、耳鸣、耳聋。

部位：在头部，前发际上 0.5 寸，瞳孔直上。

快速取穴：正坐，眼向前平视，自眉中直上入发际半横指处即是。

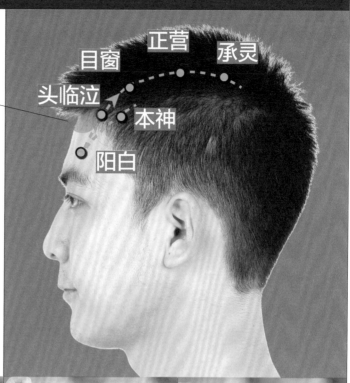

前发际

把额前头发全部向后拢起，额骨与头发形成明显的一条交界线即是。

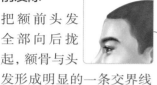

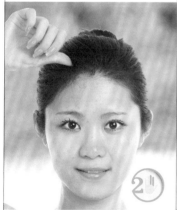

目窗 擦亮你的眼睛

主治: 头痛、头晕、小儿惊风、白内障。

部位: 在头部，前发际上1.5寸，瞳孔直上。

快速取穴: 眼向前平视，自眉中直上，前发际直上2横指处即是。

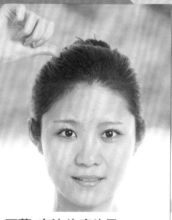

正营 专治头痛头晕

主治: 头痛、目痛、眩晕、呕吐。

部位: 在头部，前发际上2.5寸，瞳孔直上。

快速取穴: 过前发际到百会的中点作一水平线，再找到目窗作一垂直线，两线交点处即是。

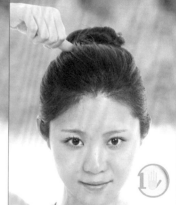

承灵 面部痉挛按按它

主治: 头痛、目痛、风寒、鼻塞。

部位: 在头部，前发际上4寸，瞳孔直上。

快速取穴: 先找到百会，向前1横指作一水平线，再找到目窗作一垂直线，两线交点处即是。

足少阳胆经：具有神奇养生功用的经脉

按摩方法

拇指揉按脑空 30 次，对头痛、耳聋等症有效。

拇指由下往上揉按风池，每次按压不少于 30 次，可治各种头痛。

按摩肩井，可缓解落枕和肩酸背痛等症。

食指或中指点按渊腋 5 分钟，可治腋下汗多。

食指揉按辄筋 3 分钟，可治气喘、胸胁痛、呕吐。

日月以治疗胆囊炎、胆结石、胆绞痛等胆本身疾病为主，用力指压效果好。

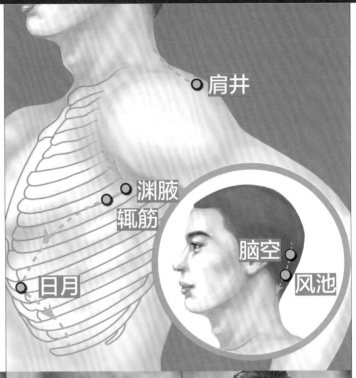

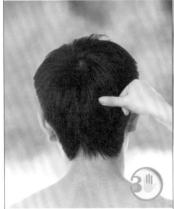

脑空 后脑疼痛不要怕

主治: 头痛、耳聋、癫痫、眩晕、身热。

部位: 横平枕外隆凸的上缘，风池直上。

快速取穴: 在后脑勺摸到隆起的最高骨，上缘外约 3 横指凹陷处即是。

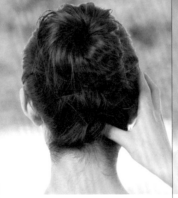

风池 疏风散寒治感冒

主治: 外感发热、头痛、眩晕、荨麻疹。

部位: 在颈后区，枕骨之下，胸锁乳突肌上端与斜方肌上端之间的凹陷中。

快速取穴: 后头骨下两条大筋外缘陷窝中，与耳垂齐平处。

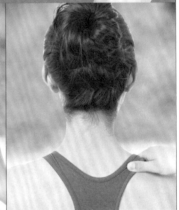

肩井 治疗落枕与肩痛

主治: 肩臂疼痛、落枕、颈椎病、肩周炎。

部位: 在肩胛区，第 7 颈椎棘突与肩峰最外侧点连线的中点。

快速取穴: 大椎与锁骨肩峰端连线中点。

胸锁乳突肌
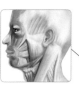
耳后下方向
前脖颈方向
有一块斜向
下的肌肉即是。

斜方肌
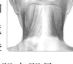
位于颈部和
背上部的浅
层，用手摸脖
颈，颈椎两侧肌肉即是。

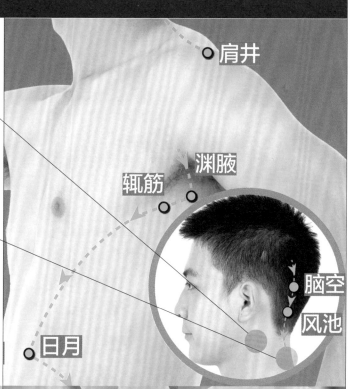

肩井

渊腋

辄筋

脑空

风池

日月

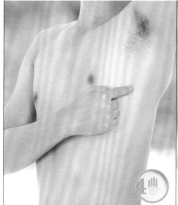

渊腋 腋窝汗多不用愁

主治: 胸满、肋痛、腋下汗多、腋下肿、臂痛不举。

部位: 在胸外侧，第 4 肋间隙中，在腋中线上。

快速取穴: 正坐举臂，从腋横纹水平沿腋中线直下 4 横指处即是。

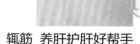

辄筋 养肝护肝好帮手

主治: 咳嗽、气喘、呕吐、肋间神经痛。

部位: 在胸外侧，第 4 肋间隙中，腋中线前 1 寸。

快速取穴: 正坐举臂，从渊腋向前下量 1 横指处即是。

日月 主治胆疾

主治: 肋间神经痛、肝炎、抑郁症、口苦。

部位: 在胸部，第 7 肋间隙，前正中线旁开 4 寸。

快速取穴: 自乳头垂直向下推 3 个肋间隙，按压有酸胀感处即是。

足少阳胆经：具有神奇养生功用的经脉

按摩方法

食指按揉京门,可治腹胀、腹泻、肠鸣等胃肠疾病。

月经不调、白带异常者可在每天早上起床后,按揉带脉100次。

常按揉五枢,可治痛经、带下、月经不调等妇科病症。

拇指自上向下摩动维道3分钟,可减轻腰背疼痛、下肢瘫痪、膝关节炎等慢性病带来的不适。

拇指自上而下摩动居髎3分钟,可治腰腿痹痛、瘫痪。

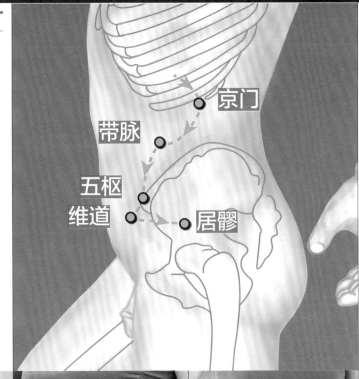

京门　带脉　五枢　维道　居髎

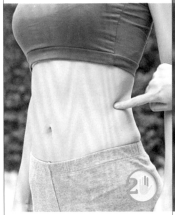

京门 补肾大穴

主治: 胁肋痛、腹胀、腹泻、腰痛、尿黄。

部位: 上腹部,第12肋骨游离端下际。

快速取穴: 章门后2横指处即是。

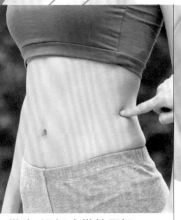

带脉 调经止带效果好

主治: 月经不调、赤白带下、闭经、痛经、不孕。

部位: 在侧腹部,第11肋骨游离端垂线与脐水平线的交点上。

快速取穴: 腋中线与肚脐水平线相交处即是。

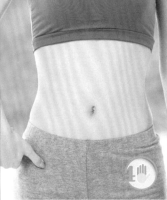

五枢 妇科疾病患者的福音

主治: 月经不调、子宫内膜炎、痛经。

部位: 在下腹部,横平脐下3寸,髂前上棘内侧。

快速取穴: 从肚脐向下4横指处作水平线,与髂前上棘相交处即是。

髂前上棘
髋骨前方最边缘，向下突起部位即是。

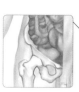

股骨大转子
做蹲起动作，髋部两侧下方突起即是。

京门

带脉

五枢
维道

居髎

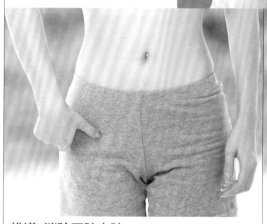

维道 消除四肢水肿
主治： 四肢水肿、盆腔炎、附件炎、子宫脱垂。
部位： 在下腹部，髂前上棘内下 0.5 寸。
快速取穴： 先找到五枢，其前下半横指处即是。

居髎 针对腰腿疾病
主治： 腰腿痹痛、月经不调、白带过多。
部位： 在臀区，髂前上棘与股骨大转子最凸点连线的中点处。
快速取穴： 髂前上棘是侧腹部隆起的骨性标志，股骨大转子是髋部最隆起处，二者连线的中点即是。

足少阳胆经：具有神奇养生功用的经脉

按摩方法

拇指揉按环跳 3 分钟，可防治下肢痿痹、膝关节痛等下肢疾病。

拇指垂直下压风市 5 分钟，先左后右，可治中风、半身不遂、下肢麻痹。

胆囊有问题的人，坚持按揉中渎对胆囊有保健和调理作用。

揉按膝阳关，可改善和治疗膝关节肿痛、挛急及小腿麻木等下肢疾病。

按摩阳陵泉，能增加胆囊的运动和排空能力，减轻胆囊内压力，缓解胆囊炎。

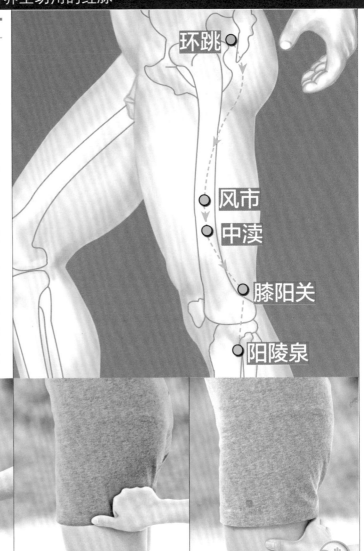

环跳
风市
中渎
膝阳关
阳陵泉

环跳 腰痛腿疼先按它

主治：腰胯疼痛、下肢痿痹。

部位：在臀区，股骨大转子最凸点与骶管裂孔连线上的外 1/3 与内 2/3 交点处。

快速取穴：侧卧上腿弯曲，拇指横纹按在股骨大转头上，拇指指向脊柱，指尖所在凹陷处。

风市 常按常揉远中风

主治：眩晕、中风、半身不遂、下肢痿痹。

部位：在股部，直立垂手掌心贴于大腿时，中指尖所指凹陷中，髂胫束后缘。

快速取穴：直立垂手，手掌并拢伸直，中指指尖处。

中渎 常按消除胆囊结石

主治：胆结石、下肢痿痹、半身不遂。

部位：在股部，腘横纹上 7 寸，髂胫束后缘。

快速取穴：先找到风市，直下量 3 横指处即是。

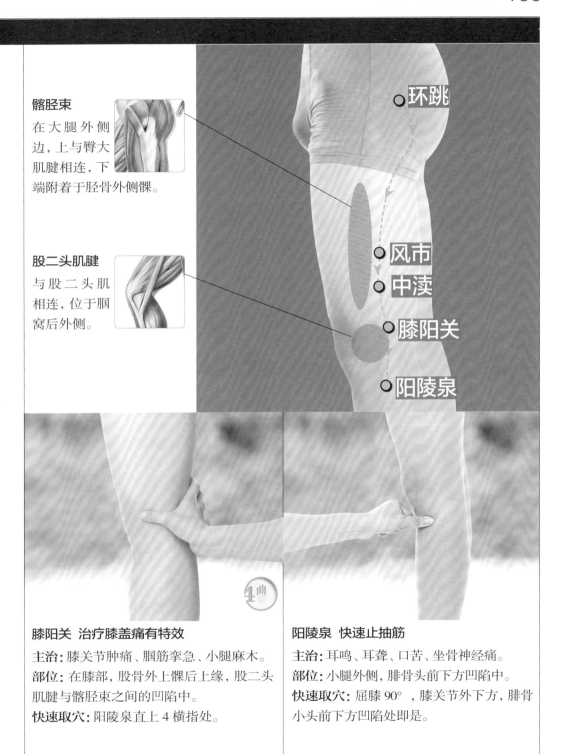

髂胫束

在大腿外侧边，上与臀大肌腱相连，下端附着于胫骨外侧髁。

股二头肌腱

与股二头肌相连，位于腘窝后外侧。

环跳

风市

中渎

膝阳关

阳陵泉

膝阳关 治疗膝盖痛有特效

主治：膝关节肿痛、腘筋挛急、小腿麻木。

部位：在膝部，股骨外上髁后上缘，股二头肌腱与髂胫束之间的凹陷中。

快速取穴：阳陵泉直上4横指处。

阳陵泉 快速止抽筋

主治：耳鸣、耳聋、口苦、坐骨神经痛。

部位：小腿外侧，腓骨头前下方凹陷中。

快速取穴：屈膝90°，膝关节外下方，腓骨小头前下方凹陷处即是。

足少阳胆经：具有神奇养生功用的经脉

按摩方法

拇指揉按阳交3分钟,可治突发头痛、坐骨神经痛。按揉外丘最好采取指压带揉动的方式,3分钟,可缓解急性胆囊疼痛、头痛。拇指按压光明,每次3分钟,可治近视眼、老年白内障、青光眼、视神经疾病。拇指上下推动阳辅2分钟,每5分钟按摩1次,按摩5次,可治头晕、口苦。睡前艾灸悬钟8分钟,可治疗高血压患者低压值偏高。

外丘　阳交
光明
阳辅　悬钟

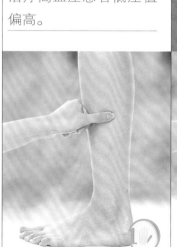

阳交　急性疼痛找阳交

主治:膝痛、足胫痿痹、面部水肿、坐骨神经痛。

部位:在小腿外侧,外踝尖上7寸,腓骨后缘。

快速取穴:腘横纹头与外踝尖连线上,中点向下1横指,腓骨后缘处即是。

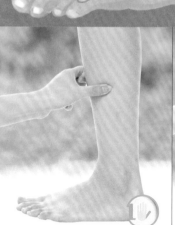

外丘　止痛能手

主治:癫疾呕沫、腹痛、脚气、小腿抽筋。

部位:在小腿外侧,外踝尖上7寸,腓骨前缘。

快速取穴:腘横纹头与外踝尖连线中点向下1横指,腓骨前缘处即是。

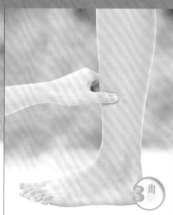

光明　除目赤,助视力

主治:目赤肿痛、视物不明、偏头痛。

部位:在小腿外侧,外踝尖上5寸,腓骨前缘。

快速取穴:先找到外丘,沿腓骨前缘向下3横指处即是。

腓骨

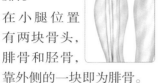

在小腿位置有两块骨头，腓骨和胫骨，靠外侧的一块即为腓骨。

外踝尖

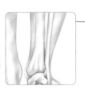

在脚踝外侧，有一块突起的骨头即是。

外丘 ○　○ 阳交
　　　○ 光明
阳辅 ○
　　　○ 悬钟

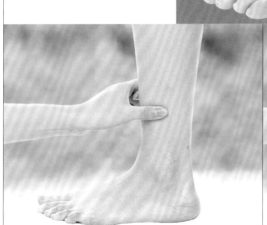

阳辅　熬夜头晕就按它

主治：胸胁痛、下肢外侧痛、膝下水肿。

部位：在小腿外侧，外踝尖上 4 寸，腓骨前缘。

快速取穴：腘横纹头与外踝尖连线的下 1/4，腓骨前缘。

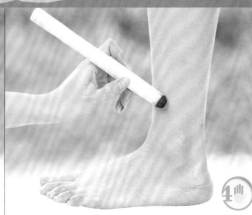

悬钟　降血压效果好

主治：颈项僵硬、半身不遂、头晕、耳鸣。

部位：在小腿外侧，外踝尖上 3 寸，腓骨前缘。

快速取穴：外踝尖直上 4 横指处，腓骨前缘处即是。

足少阳胆经：具有神奇养生功用的经脉

按摩方法

拇指按压丘墟，早上按揉200次，对目赤肿痛、颈项痛、胸胁痛等疾病有效。

拇指指腹揉按足临泣，以有酸胀、微痛的感觉为宜，可治疗女性乳房疾病，如乳腺炎、乳腺增生。

拇指按揉地五会，对足趾麻木等不适有调理作用。

头痛目眩、耳鸣时，可按揉侠溪来缓冲。

头痛和牙痛时，用5根牙签捆在一起点刺足窍阴，每次100下。

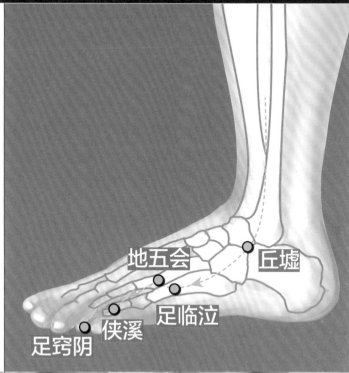

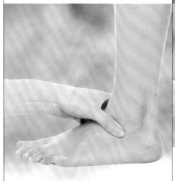

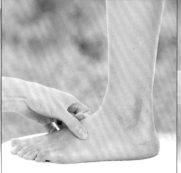

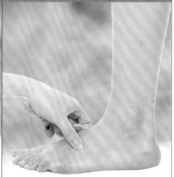

丘墟 清醒头脑

主治: 胸胁痛、髋关节疼痛。

部位: 在踝部，外踝的前下方，趾长伸肌腱的外侧凹陷中。

快速取穴: 脚掌用力背伸，足背可见明显趾长伸肌腱，其外侧、足外踝前下方凹陷处即是。

足临泣 呵护女性乳房

主治: 目赤肿痛、牙痛、乳痈。

部位: 第4、5跖骨底结合部的前方，第5趾长伸肌腱外侧凹陷中。

快速取穴: 坐位，小趾向上翘起，小趾长伸肌腱外侧凹陷中，按压有酸胀感处。

地五会 足趾麻木不适就找它

主治: 头痛、目眩、目赤肿痛、腋部肿痛。

部位: 第4、5跖骨间，第4跖趾关节近端凹陷中。

快速取穴: 小趾向上翘起，小趾长伸肌腱内侧缘处。

趾长伸肌腱

在脚背部，与脚趾相连，用手触摸有突起的部位即是。

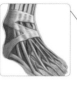

第 5 趾

脚面，从大脚趾数起，第 5 根即是第 5 趾。

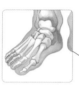

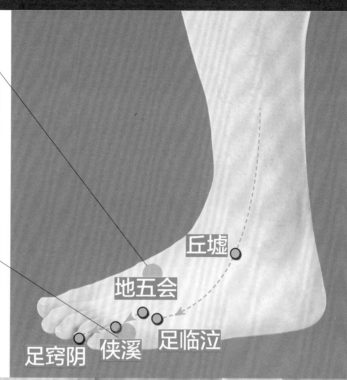

丘墟

地五会

足临泣

足窍阴　侠溪

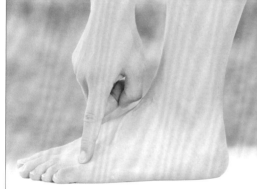

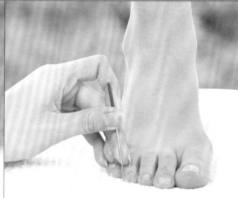

侠溪　头痛目眩按一按

主治: 头痛、耳鸣、贫血、肋间神经痛。

部位: 第 4、5 趾间，趾蹼缘后方赤白肉际处。

快速取穴: 坐位，在足背部第 4、5 趾之间连接处的缝纹头处即是。

足窍阴　点刺可治头痛牙痛

主治: 偏头痛、目赤肿痛、耳鸣、耳聋。

部位: 第 4 趾末节外侧，趾甲根角侧后方 0.1 寸。

快速取穴: 坐位，在第 4 趾趾甲外侧缘与下缘各作一垂线，其交点处即是。

肝经从胸部期门穴至足部大敦穴，左右共28个穴位。夜晚应保持静卧休息，不必刺激肝经上的穴位。另外，心情不畅时，可用按摩的方法刺激期门和胆经的日月，可保养肝经。

第十三章 足厥阴肝经

保养肝经的最佳方法和时间

1 中医理论认为"肝藏血""人卧则血归于肝"。丑时（1:00~3:00）保持熟睡是对肝最好的关怀。

2 如果丑时不能入睡，血不能及时归藏于肝，则容易损肝伤血，对身体造成伤害。

经络保养

禁忌

熬夜对肝经的伤害很大，丑时前未能入睡者，面色青灰，情志急慢而躁，易生肝病，脸色晦暗易长斑。

骨骼图

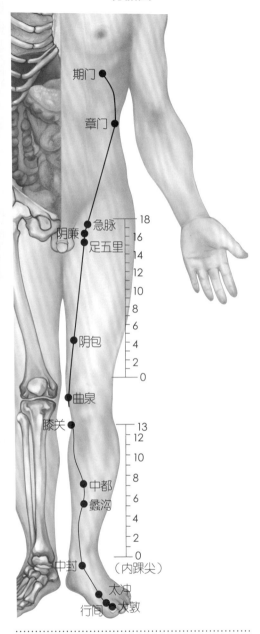

期门
章门
阴廉　急脉　—18
　　足五里—16
　　　　　—14
　　　　　—12
　　　　　—10
　　　　　—8
　　　　　—6
阴包　　　—4
　　　　　—2
　　　　　—0
曲泉
膝关　　　—13
　　　　　12
　　　　　10
　　　　　—8
中都　　　—6
蠡沟　　　—4
　　　　　—2
　　　　　—0
中封　　（内踝尖）
　　太冲
行间　大敦

保养肝经主治经络证: 口苦口干、头目眩晕、头顶重坠、眼睛干涩、胸胁胀痛、肋间神经痛、小腹胀痛及经脉所过部位的疾病。

肌肉图

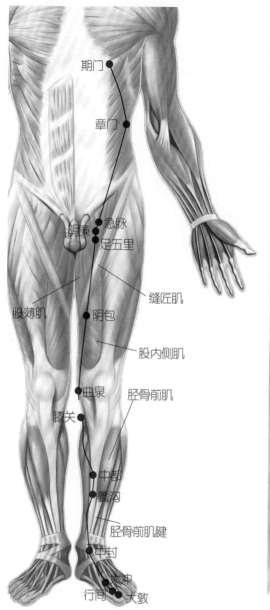

期门
章门
急脉
阴廉
足五里
缝匠肌
股薄肌
阴包
股内侧肌
曲泉
膝关
胫骨前肌
中都
蠡沟
胫骨前肌腱
中封
太冲
行间
大敦

真人图

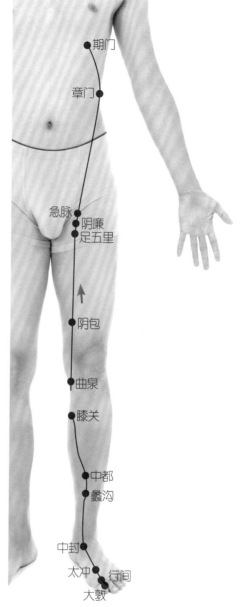

期门
章门
急脉
阴廉
足五里
阴包
曲泉
膝关
中都
蠡沟
中封
太冲
行间
大敦

保养肝经主治脏腑证：胸胁苦满、情志抑郁、脂肪肝、月经不调、乳腺增生、子宫肌瘤、前列腺肥大、疝气等。

保养肝经主治亢进热证：头痛、肤黄、腰痛、小便困难疼痛、痛经、易怒、兴奋易冲动。

保养肝经主治衰弱寒证：面色白、性冷淡、大腿与骨盆疼痛、下肢无力、易倦、视力模糊。

足厥阴肝经：修身养性的关键

按摩方法

经常用手指点按大敦，可缓解崩漏证。

一边用拇指指腹强压行间，一边吐气，有轻微疼痛感，重复2~3分钟，可缓解头痛、耳鸣耳聋、失眠。

按揉太冲，对消除焦虑有效。

拇指指端用力按中封，每次3分钟，有酸胀感，可调理男性肾虚。

多揉蠡沟可治阴囊湿疹、阴道瘙痒等湿热病。

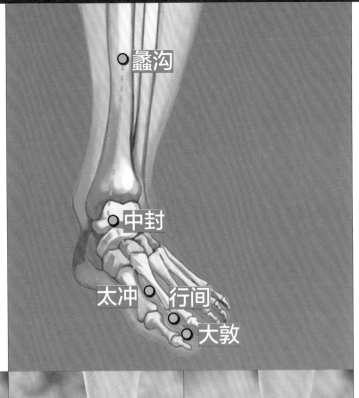

蠡沟

中封

太冲　行间

大敦

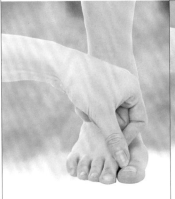

大敦 快速止血的能手

主治： 闭经、崩漏、遗尿、月经过多。

部位： 在足趾，大趾末节外侧，趾甲根角侧后方0.1寸。

快速取穴： 坐位，在大趾趾甲外侧缘与下缘各作一垂线，其交点处即是。

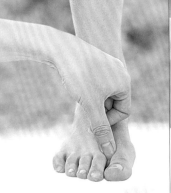

行间 改善目赤与头痛

主治： 目赤、头痛、高血压、阳痿、痛经。

部位： 在足背，第1、2趾间，趾蹼缘后方赤白肉际处。

快速取穴： 在足背部第1、2两趾之间连接处的缝纹头处即是。

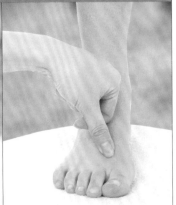

太冲 清肝火，消怒气

主治： 失眠、腰痛、全身胀痛。

部位： 在足背，当第1、2跖骨间，跖骨基底结合部前方凹陷中，或触及动脉搏动。

快速取穴： 沿第1、2趾间横纹向足背上推，感觉到有一凹陷处。

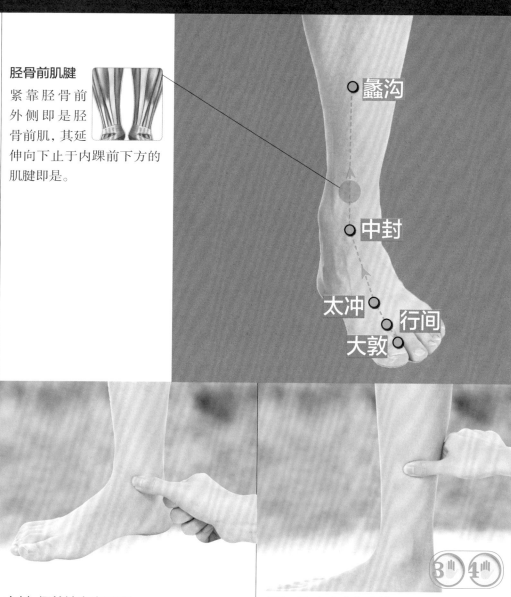

胫骨前肌腱

紧靠胫骨前外侧即是胫骨前肌,其延伸向下止于内踝前下方的肌腱即是。

蠡沟

中封

太冲

行间

大敦

中封 保养精血之要穴

主治: 内踝肿痛、足冷、小腹痛、嗌干。

部位: 在内踝前,胫骨前肌肌腱的内侧缘凹陷处。

快速取穴: 踇趾上翘,足背可见两条大筋,两者之间,足内踝前下方凹陷处。

蠡沟 治疗瘙痒有奇效

主治: 疝气、阴痛。

部位: 在小腿内侧,内踝尖上 5 寸,胫骨内侧面的中央。

快速取穴: 内踝尖垂直向上量 7 横指,胫骨内侧凹陷处即是。

足厥阴肝经：修身养性的关键

按摩方法

拇指指腹揉中都，可缓解急性肋骨痛、急性肝区痛、急性眼睛胀痛。

拇食指腹拿捏膝关5分钟，可有效缓解膝部和下肢疼痛。

常用手指按压左腿曲泉，能疏肝解郁，有效防治乳腺增生。

拇指指腹轻揉阴包，可增强生殖器官的功能，也可预防女性乳腺疾病。

按摩足五里，可缓解小便不通畅、阴部湿痒、浑身无力。

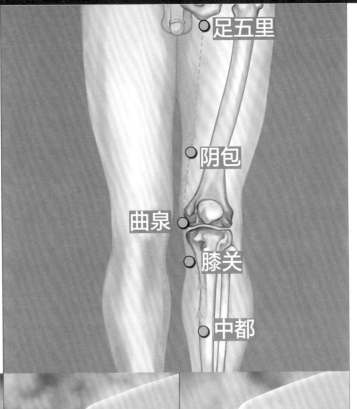

- 足五里
- 阴包
- 曲泉
- 膝关
- 中都

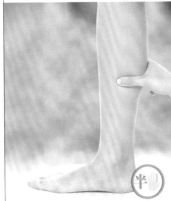

中都 急性疼痛揉中都

主治：疝气、痢疾。

部位：在小腿内侧，内踝尖上7寸，胫骨内侧面的中央。

快速取穴：坐位，内踝尖与阴陵泉连线之中点上半横指处即是。

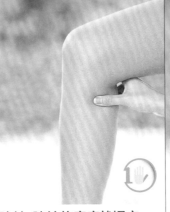

膝关 膝关节疼痛就揉它

主治：膝髌肿痛。

部位：在膝部，胫骨内侧髁的下方，阴陵泉后1寸。

快速取穴：阴陵泉后1横指，可触及一凹陷处即是。

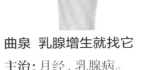

曲泉 乳腺增生就找它

主治：月经、乳腺病。

部位：在膝部，腘横纹内侧端，半腱肌肌腱内缘凹陷中。

快速取穴：膝内侧，屈膝时可见膝关节内侧面横纹端，其横纹头凹陷处。

缝匠肌

大腿前内侧
浅层，与髂前
上棘相连，斜
向内下方，到胫骨上端内
侧面。

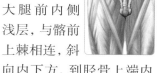

股薄侧肌

大腿靠内侧
紧挨着股内
侧肌的肌肉
即是。

足五里

阴包

曲泉

膝关

中都

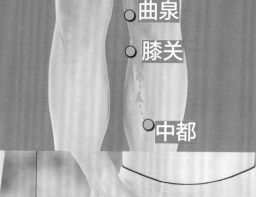

阴包 生殖泌尿它统管

主治：腰骶痛、小便难。

部位：在股前区，髌底上 4 寸，股薄肌与缝匠肌之间。

快速取穴：大腿内侧，膝盖内侧上端的骨性标志，直上 6 横指处即是。

足五里 通利小便见效快

主治：腹胀、小便不通、阴囊湿痒、风痨。

部位：在股前侧，气冲直下 3 寸，动脉搏动处。

快速取穴：气冲直下 4 横指处即是。

足厥阴肝经：修身养性的关键

按摩方法

用拇指指腹按揉阴廉3~5分钟，可治疗生殖系统疾病。

用拇指指腹轻揉急脉，每次1~3分钟，可改善精力减退、腰腿寒冷。

腹痛、腹胀时用拇指指腹轻柔地按摩章门，一般持续3~5分钟即可缓解。

每天按揉期门2次，每次200下，可治疗妇科疾病和男性前列腺肥大。

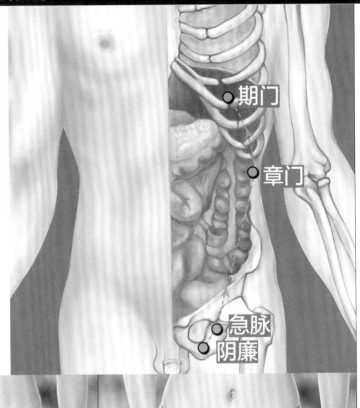

期门

章门

急脉
阴廉

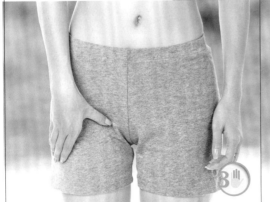

阴廉 给女人多一点呵护

主治: 月经不调、小腹疼痛、下肢痉挛。

部位: 在股前侧，气冲直下2寸。

快速取穴: 气冲直下3横指处即是。

急脉 急性腹痛就按它

主治: 小腹痛、疝气、阴茎痛。

部位: 在腹股沟区，横平耻骨联合上缘，前正中线旁开2.5寸处。

快速取穴: 腹股沟动脉搏动处即是。

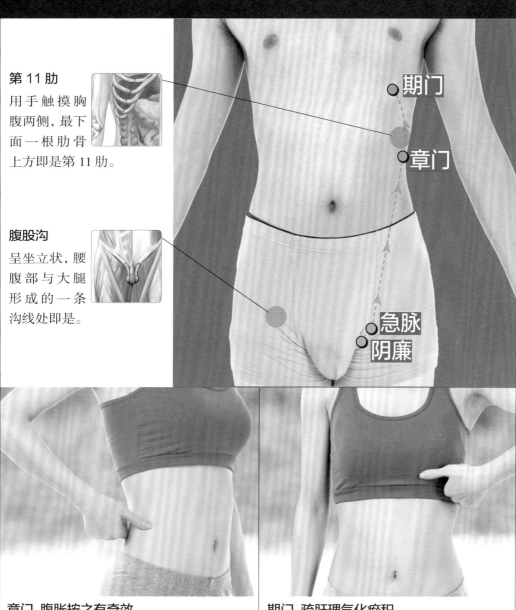

第 11 肋
用手触摸胸腹两侧，最下面一根肋骨上方即是第 11 肋。

腹股沟
呈坐立状，腰腹部与大腿形成的一条沟线处即是。

期门

章门

急脉
阴廉

章门 腹胀按之有奇效
主治: 腹痛、腹胀、口干、口苦、呕吐。
部位: 侧腹部，第 11 肋游离端的下际。
快速取穴: 正坐，屈肘合腋，肘尖所指处，按压有酸胀感处即是。

期门 疏肝理气化瘀积
主治: 乳房胀痛、肋间神经痛、肝炎。
部位: 在胸部，第 6 肋间隙，正中线旁开 4 寸。
快速取穴: 自乳头垂直向下推 2 个肋间隙，按压有酸胀感处即是。

任脉位于人体前正中线上，首穴会阴，末穴承浆，共 24 个穴位。任脉的"任"通"妊"，有妊养之意。且其起于胞中（中医指子宫及相关机构），故其经脉对于女性孕育具有重要作用。任脉于小腹部丹田关系密切，人体元气封藏于此，元气是人体生命活动的原动力。因此，任脉的盛衰关乎全身机能的盛衰。

第十四章 任脉

任脉的保养方法

任脉上有几个重要的穴位，重点对它们进行刺激，可以对任脉达到保养作用。选取中脘、气海、关元 3 个穴位，用中指指腹进行按摩，每次 5 分钟左右，有微微的麻胀感为佳。

也可以用艾条进行温和灸，每次 10~15 分钟。对于女性生殖系统有良好的保健养生作用，能保养整个生殖系统，预防早衰。

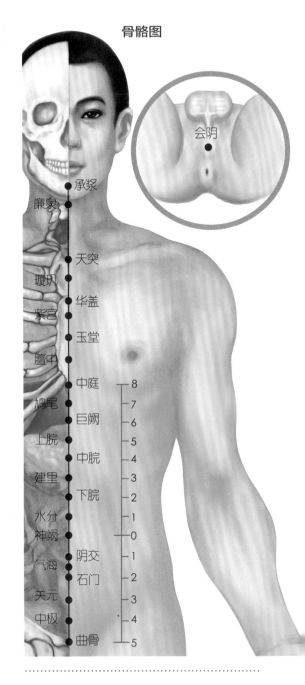

骨骼图

承浆
廉泉
天突
璇玑
华盖
紫宫
玉堂
膻中
中庭
鸠尾
巨阙
上脘
中脘
建里
下脘
水分
神阙
气海
阴交
石门
关元
中极
曲骨

会阴

任脉主治生殖泌尿系统症：月经不调、痛经、各种妇科炎症、不孕不育、白带过多、小便不利、疝气、小腹皮肤瘙痒、阴部肿痛、早泄、遗精、遗尿、前列腺疾病等。

肌肉图　　　　　　　　　　　真人图

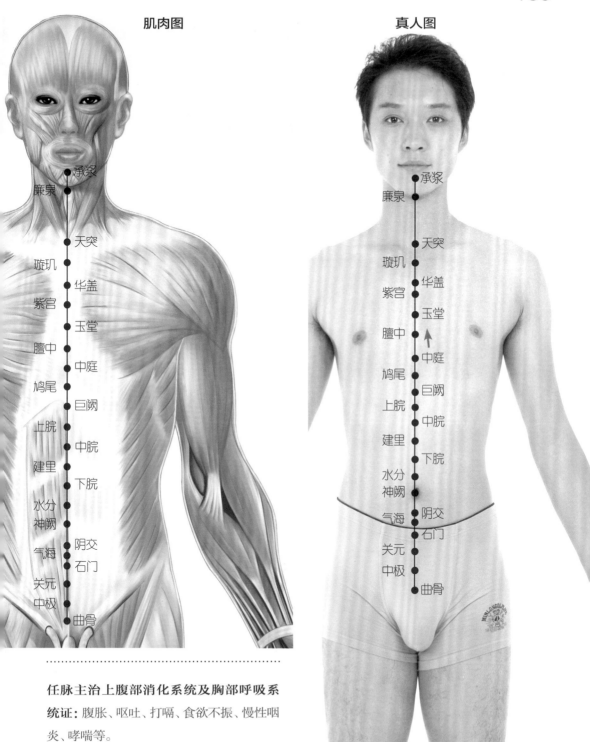

任脉主治上腹部消化系统及胸部呼吸系
统证：腹胀、呕吐、打嗝、食欲不振、慢性咽
炎、哮喘等。

任脉：女性妊养的总管

按摩方法

中指揉按会阴3分钟，可治生殖器官疾病。

揉按曲骨5分钟，可治小便不利、月经不调。

拇指揉按中极3分钟，对男女生殖系统有保健作用。

先将手掌温热，敷在穴位上，再指压关元，可增加刺激时的舒适感。

对女性来说，石门不太适宜指压，也最好不要灸，可能引起不孕。可用蘸上姜汁的热毛巾热敷。

常按揉气海，可补气，温暖全身。

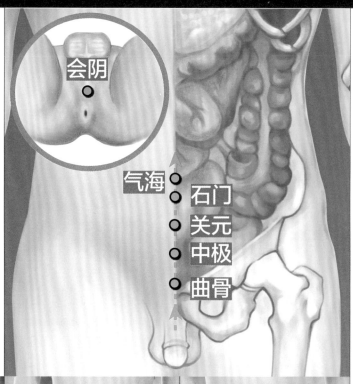

会阴

气海　石门　关元　中极　曲骨

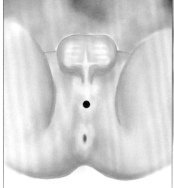

会阴 专治男女性功能障碍
主治：阴痒、便秘、闭经、昏迷。
部位：在会阴部。男性在阴囊根部与肛门连线的中点，女性在大阴唇后联合与肛门连线的中点。
快速取穴：会阴部，两阴连线中点。

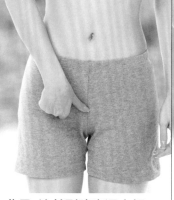

曲骨 治前列腺炎通小便
主治：遗精、阳痿、前列腺炎、月经不调。
部位：下腹部，耻骨联合上缘，前正中线上。
快速取穴：正中线上，从下腹部向下摸到一横着走行的骨性标志上缘。

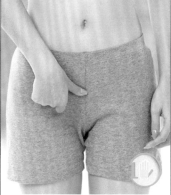

中极 解除尿频尿痛
主治：尿频、遗精、月经不调、痛经、前列腺炎、夜尿症。
部位：下腹部，脐中下4寸，前正中线上。
快速取穴：正中线上，耻骨联合上缘1横指处即是。

耻骨联合

在前正中线上，由两侧骨联合而成，在左右两块髋骨之间。

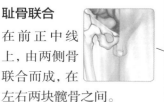

气海
石门
关元
中极
曲骨

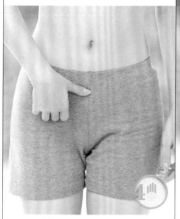

关元 第一性保健大穴

主治：虚胖水肿、月经不调、痛经、遗精、不孕不育、小儿发热、白带过多、脂肪肝。

部位：在下腹部，脐中下3寸，前正中线上。

快速取穴：在下腹部，正中线上，肚脐中央向下4横指处。

石门 治疗水肿就热敷

主治：闭经、带下、小腹绞痛、水肿。

部位：在下腹部，当脐中下2寸，前正中线上。

快速取穴：在下腹部，正中线上，肚脐中央向下3横指处即是。

气海 任脉之补虚要穴

主治：小腹疾病、肠胃疾病、虚证、遗精。

部位：在下腹部，脐中下1.5寸，前正中线上。

快速取穴：正中线上，肚脐中央向下与关元之间的中点处即是。

任脉：女性妊养的总管

按摩方法

腹泻、腹胀时，用拇指轻揉阴交5分钟，可减轻不适。

突然大汗淋漓、唇舌苍白、手脚冰冷之虚脱症状，马上按揉神阙可起急救作用。

水肿、腹水时可用拇指揉按水分，有热感为止。

按揉下脘50次，对缓解腹痛，治疗消化不良、呕吐有效。

按揉建里，常用来治疗胃痛、食欲不振、腹痛。

按摩中脘，可治疗胃痛、呕吐等症。

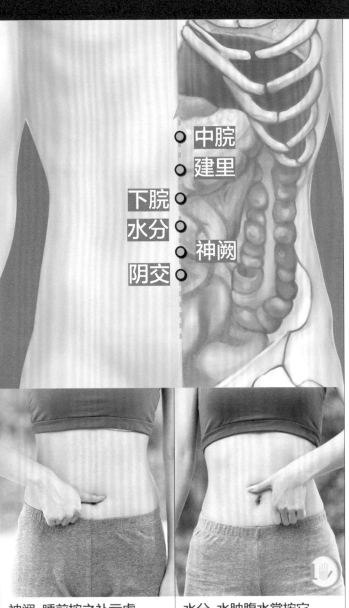

中脘
建里
下脘
水分
神阙
阴交

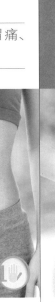

阴交 腹泻不止揉阴交

主治： 阴部多汗湿痒、月经不调、血崩、带下。

部位： 在下腹部，脐中下1寸，前正中线上。

快速取穴： 在下腹部，正中线上，肚脐中央向下1横指处即是。

神阙 睡前按之补亏虚

主治： 腹泻、腹胀、月经不调、崩漏、遗精、不孕、小儿腹泻。

部位： 在脐区，脐中央。

快速取穴： 在脐区，肚脐中央即是。

水分 水肿腹水常按它

主治： 水肿、腹泻、腹痛、绕脐痛、肠鸣。

部位： 在上腹部，脐中上1寸，前正中线上。

快速取穴： 在上腹部，肚脐中央向上1横指处。

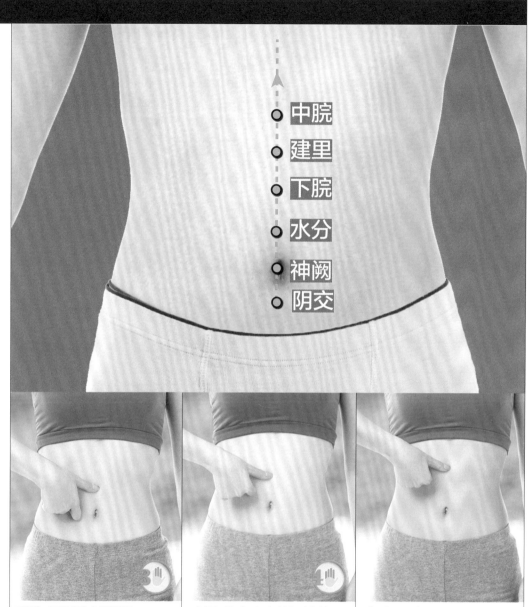

中脘
建里
下脘
水分
神阙
阴交

下脘 缓解胃痛促消化

主治: 胃痛、腹痛、腹胀、呕吐、打嗝、腹泻。

部位: 在上腹部,脐中上 2 寸,前正中线上。

快速取穴: 在上腹部,正中线上,肚脐中央向上 3 横指处即是。

建里 体虚之人的温补药

主治: 胃痛、呕吐、食欲不振、肠中切痛。

部位: 在上腹部,脐中上 3 寸,前正中线上。

快速取穴: 在上腹部,正中线上,肚脐中央向上 4 横指处即是。

中脘 胃痛、呕吐有效止

主治: 胃痛、小儿厌食、呕吐、高血压、急性肠胃炎、脂肪肝。

部位: 在上腹部,脐中上 4 寸,前正中线上。

快速取穴: 在上腹部,肚脐与剑胸结合连线的中点处。

任脉：女性妊养的总管

按摩方法

胃胀、呕吐、打嗝,用拇指按上脘5分钟,可缓解不适。

按揉巨阙善治胃下垂,亦可用艾灸法,10分钟。

拇指叩击鸠尾,可使皮肤富有光泽,气色饱满,精神充沛。

用拇指由上向下推中庭100次,可治腹胀、呕吐、噎膈等病症。

每天按揉膻中300次,可治疗产后乳汁不足。

拇指按压玉堂5分钟,可治呕吐、胸痛、乳房胀痛等气滞引起的疾病。

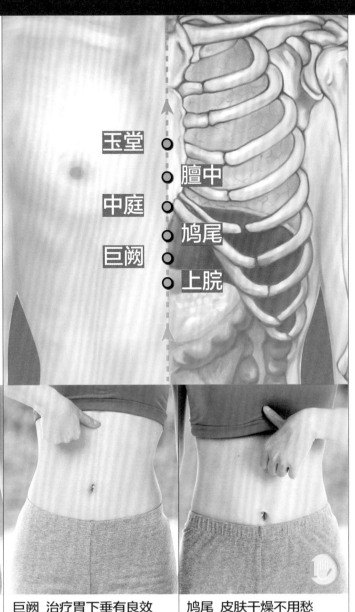

玉堂
膻中
中庭
鸠尾
巨阙
上脘

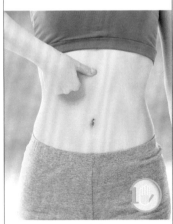

上脘 增加胃动力

主治: 胃痛、呕吐、打嗝、纳呆、痢疾。

部位: 在上腹部,脐中上5寸,前正中线上。

快速取穴: 中脘上1横指处。

巨阙 治疗胃下垂有良效

主治: 胃痛、心痛、腹胀、脚气、急性肠胃炎。

部位: 在上腹部,脐中上6寸,前正中线上。

快速取穴: 在上腹部,正中线上,中脘与剑胸结合之间的中点处即是。

鸠尾 皮肤干燥不用愁

主治: 咽喉肿痛、偏头痛、哮喘、呕吐。

部位: 在上腹部,剑胸结合部下1寸,前正中线上。

快速取穴: 从剑胸结合部沿前正中线直下1横指处即是。

剑胸结合

在胸部，前正中线上，胸骨最下端与剑突结合处即是。

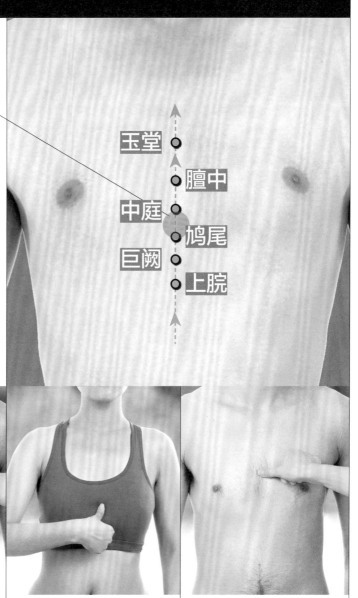

玉堂
膻中
中庭
鸠尾
巨阙
上脘

中庭 胸满呕吐就找它

主治：心痛、胸满、噎膈、呕吐、小儿吐乳。

部位：在胸部，剑胸结合中点处，前正中线上。

快速取穴：在胸部，由锁骨往下数第5肋间，平第5肋间，当前正中线上即是。

膻中 乳汁不足就揉它

主治：胸闷、气短、气管炎、咳喘、呕吐。

部位：在胸部，横平第4肋间隙，前正中线上。

快速取穴：在胸部，由锁骨往下数第4肋间，平第4肋间，当前正中线上即是。

玉堂 常按可增强胸腺活力

主治：咳嗽、胸痛、呕吐、哮喘、气短喘息。

部位：在胸部，横平第3肋间隙，前正中线上。

快速取穴：在胸部，由锁骨往下数第3肋间，平第3肋间，当前正中线上即是。

任脉：女性妊养的总管

按摩方法

拇指按揉紫宫15分钟，可治气喘、胸痛、呕吐。

两指按压华盖5分钟，可治咳嗽、气喘、扁桃体炎。

两指直接点压璇玑5分钟，可治咳嗽、气喘、胸痛、咽喉肿痛。

拇指按压天突2分钟，按摩时要轻柔，可治由于咳嗽、咽炎等呼吸系统疾病引起的声音嘶哑。

食指点揉廉泉5分钟，可调治舌痛、慢性咽炎。

食指点压承浆3分钟，可通经活络、清热利咽。

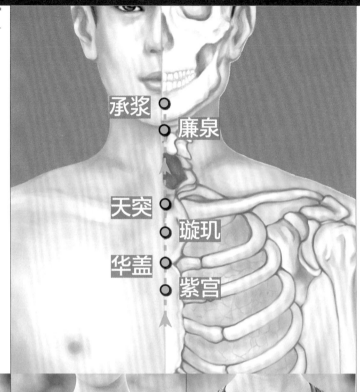

承浆　廉泉　天突　璇玑　华盖　紫宫

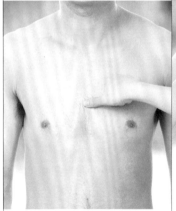

紫宫 让呼吸更加顺畅
主治：咳嗽、气喘、胸胁支满、胸痛。
部位：在胸部，横平第2肋间隙，前正中线上。
快速取穴：在胸部，由锁骨往下数第2肋间，平第2肋间，当前正中线上即是。

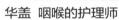

华盖 咽喉的护理师
主治：咳嗽、气喘、咽喉肿痛、胸胁支满。
部位：在胸部，横平第1肋间隙，前正中线上。
快速取穴：在胸部，由锁骨往下数第1肋间，平第1肋间，当前正中线上即是。

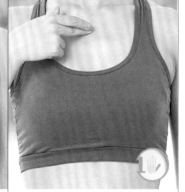

璇玑 定喘顺气找璇玑
主治：咳嗽、气喘、胸胁支满、胸痛。
部位：在胸部，胸骨上窝下1寸，前正中线上。
快速取穴：仰卧，从天突沿前正中线向下1横指处即是。

颏唇沟

下唇与下颏之间的沟,从侧面看比较明显。

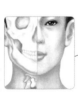

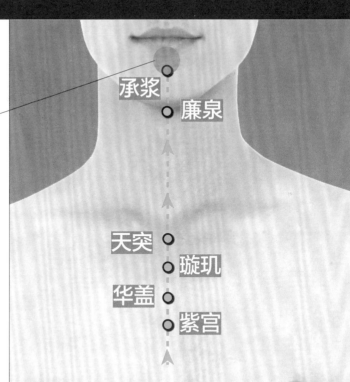

承浆
廉泉
天突
璇玑
华盖
紫宫

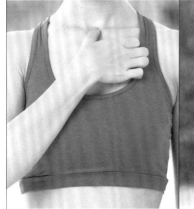

天突 缓解声音嘶哑

主治:哮喘、咳嗽、咳吐脓血、暴喑。

部位:在颈前区,胸骨上窝中央,前正中线上。

快速取穴:仰卧,由喉结直下可摸到一凹窝,中央处即是。

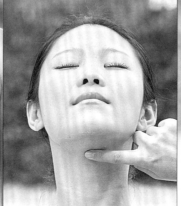

廉泉 中风失语就求它

主治:舌强不语、口舌生疮。

部位:在颈前区,喉结上方,舌骨上缘凹陷中,前正中线上。

快速取穴:仰坐,从下巴沿颈前正中线向下推,喉结上方可触及舌骨体,上缘中点处。

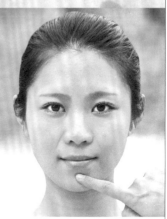

承浆 治疗口腔疾病好帮手

主治:中风昏迷、口眼㖞斜、流涎、牙关紧闭。

部位:在面部,颏唇沟的正中凹陷处。

快速取穴:正坐仰靠,颏唇沟正中按压有凹陷处即是。

督脉位于人体后正中线并绕过头顶至上齿。首穴长强，末穴龈交，共 29 个穴位。督脉有总督诸阳的作用，为"阳脉之海"。督脉入络脑，脑髓的充盈与督脉关系密切。

第十五章
督脉

督脉的保养方法

保养督脉，可用刮痧板沿督脉进行刮痧，可缓解头痛、热病、颈背腰痛。督脉上的命门、腰阳关、身柱、大椎为重要的养生穴位，用艾条温和灸两穴，每次 10~15 分钟，对整个督脉有很好的保养作用，还可以提升人体阳气，增强抵抗力。

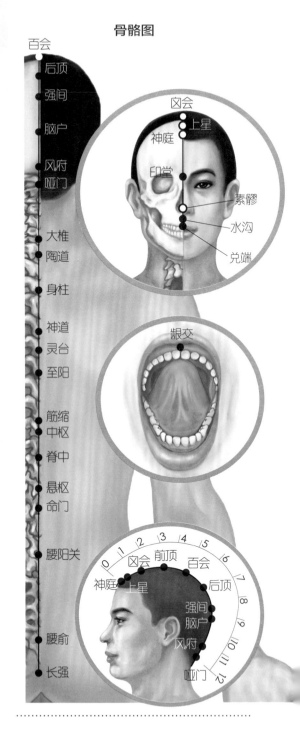

骨骼图

督脉主治督脉阳气过盛证： 颈背腰痛、颈部发硬、烦躁易怒，失眠多梦。

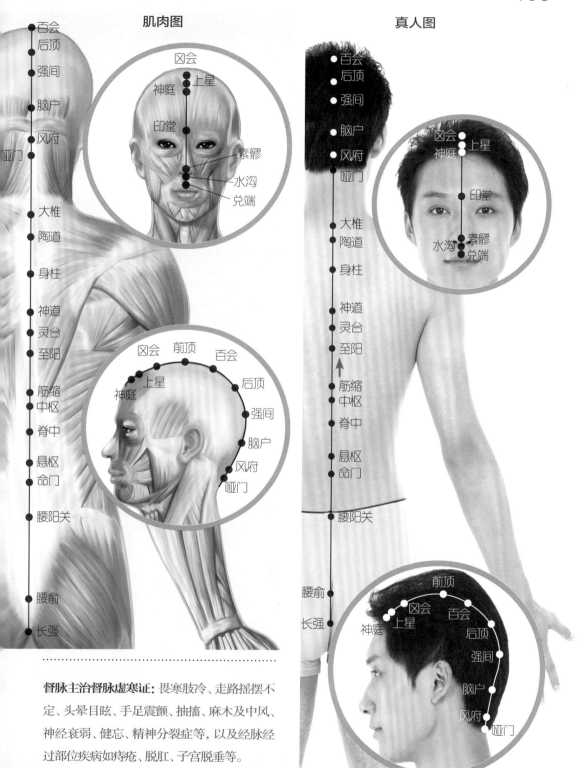

肌肉图 **真人图**

百会 后顶 强间 脑户 风府 哑门 大椎 陶道 身柱 神道 灵台 至阳 筋缩 中枢 脊中 悬枢 命门 腰阳关 腰俞 长强

囟会 上星 神庭 印堂 素髎 水沟 兑端

囟会 前顶 百会 上星 后顶 神庭 强间 脑户 风府 哑门

百会 后顶 强间 脑户 风府 哑门 大椎 陶道 身柱 神道 灵台 至阳 筋缩 中枢 脊中 悬枢 命门 腰阳关 腰俞 长强

囟会 上星 神庭 印堂 水沟 素髎 兑端

前顶 囟会 百会 上星 后顶 神庭 强间 脑户 风府 哑门

督脉主治督脉虚寒证： 畏寒肢冷、走路摇摆不定、头晕目眩、手足震颤、抽搐、麻木及中风、神经衰弱、健忘、精神分裂症等，以及经脉经过部位疾病如痔疮、脱肛、子宫脱垂等。

督脉：调节阳经气血的总督

按摩方法

拇指揉按长强 3 分钟，可治便秘、痔疮、脱肛。

拇指揉按腰俞 3 分钟，可治腹泻等肠腑疾病。

拇指揉按腰阳关 5 分钟，可治腰膝酸痛、阳痿、早泄。

按摩命门 3 分钟，可治阳痿、遗精、月经不调、四肢冷。

常按揉悬枢，可治腹胀、腹泻、消化不良、腰背部疼痛等胃肠疾病。

拇指按揉脊中，可治腹胀、腹泻、痔疮、脱肛、便血。

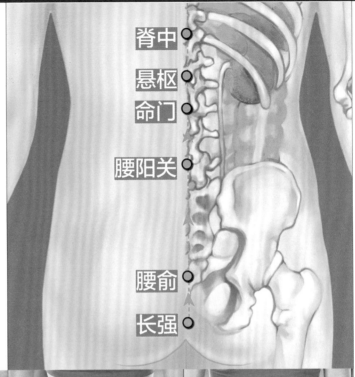

脊中
悬枢
命门
腰阳关
腰俞
长强

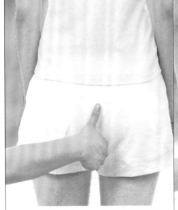

长强 治疗便秘痔疮的首选

主治：腹泻、痔疮、女性阴道瘙痒。

部位：在尾骨下方，尾骨端与肛门连线的中点处。

快速取穴：仰卧屈膝，在尾骨端下，尾骨端与肛门连线中点处即是。

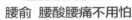

腰俞 腰酸腰痛不用怕

主治：腹泻、便秘、痔疮、尾骶痛。

部位：在骶区，正对骶管裂孔，后正中线上。

快速取穴：俯卧，后正中线上，顺着脊柱向下，正对骶管裂孔处即是。

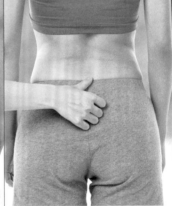

腰阳关 遗精阳痿不复返

主治：腰骶痛、下肢痿痹、遗精、阳痿、月经不调。

部位：在脊柱区，第 4 腰椎棘突下凹陷中，后正中线上。

快速取穴：两侧髂嵴高点连线与脊柱交点处，可触及一凹陷处。

第11胸椎棘突
后背正中线上，第十二肋上紧挨着的第一个突起部位即是。

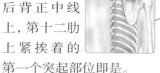

第4腰椎棘突
两侧髂嵴高点连线与后正中线的交点上缘即是。

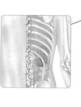

脊中
悬枢
命门
腰阳关

腰俞
长强

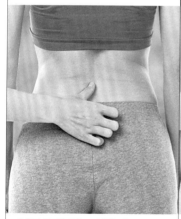

命门 强腰膝，补肾气
主治： 遗精、阳痿、不孕、腰脊强痛、下肢痿痹。
部位： 在脊柱区，第2腰椎棘突下凹陷中，后正中线上。
快速取穴： 肚脐水平线与后正中线交点，按压有凹陷处即是。

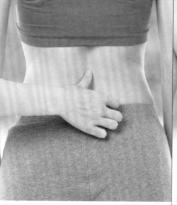

悬枢 腰脊强痛就按它
主治： 遗精、阳痿、不孕、腰脊强痛。
部位： 在脊柱区，第1腰椎棘突下凹陷中，后正中线上。
快速取穴： 从命门沿后正中线向上推1个椎体，其上缘凹陷处即是。

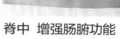

脊中 增强肠腑功能
主治： 腹泻、反胃、吐血、痢疾、痔疮。
部位： 在脊柱区，第11胸椎棘突下凹陷中，正中线上。
快速取穴： 两侧肩胛下角连线与后正中线相交处向下推4个椎体，其下缘凹陷处。

督脉：调节阳经气血的总督

按摩方法

按揉中枢穴，可治腰背疼痛、呕吐、腹胀、胃痛、食欲不振等脾胃疾病。

点揉筋缩，可治腰椎间盘突出、筋脉拘挛、癫痫。

用按摩槌敲打至阳5分钟，可缓解心绞痛、胃痛和腹痛。

用按摩槌在灵台处轻轻敲打，可以提高睡眠质量。

拇指揉按神道5分钟，可缓解心脏供血不足，治疗心绞痛、心脏不适。

揉按身柱5分钟，可治气喘、感冒、咳嗽、肺结核，以及因咳嗽导致的肩背疼痛。

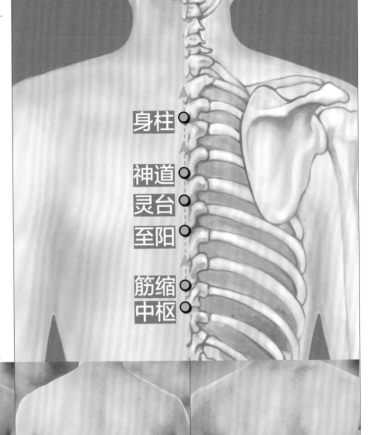

身柱

神道

灵台

至阳

筋缩

中枢

中枢 健脾胃，促消化

主治： 呕吐、腹满、胃痛、食欲不振。

部位： 在脊柱区，第10胸椎棘突下凹陷中，后正中线上。

快速取穴： 脊中向上推1个椎体处。

筋缩 善治筋脉拘挛

主治： 抽搐、脊强、四肢不收、筋挛拘急。

部位： 在脊柱区，第9胸椎棘突下凹陷中，后正中线上。

快速取穴： 两侧肩胛下角连线与后正中线相交处向下推2个椎体，其下缘凹陷处。

至阳 快速止痛有奇效

主治： 胃痛、胸胁胀痛、黄疸、腰背疼痛。

部位： 在脊柱区，第7胸椎棘突下凹陷中，后正中线上。

快速取穴： 两侧肩胛下角连线与后正中线相交处椎体，其下缘凹陷处。

第5胸椎棘突

后背部正中线上，锁骨向下数第1突起开始至第5个突起处即是。

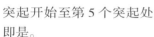

肩胛骨

一手从胸部绕到后背，正中线的两侧，锁骨下的第一块大骨头即是。

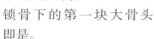

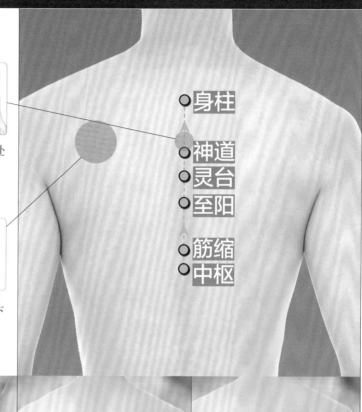

身柱
神道
灵台
至阳
筋缩
中枢

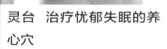

灵台 治疗忧郁失眠的养心穴

主治：咳嗽、气喘、颈项僵硬。

部位：在脊柱区，第6胸椎棘突下凹陷中，后正中线上。

快速取穴：至阳向上推1个椎体处。

神道 缓解心绞痛

主治：失眠、肩背痛、小儿惊风、咳嗽。

部位：在脊柱区，第5胸椎棘突下凹陷中，后正中线上。

快速取穴：灵台向上推1个椎体处。

身柱 治疗咳嗽和气喘

主治：咳嗽、气喘、腰脊强痛。

部位：在脊柱区，第3胸椎棘突下凹陷中，后正中线上。

快速取穴：两侧肩胛冈内侧端连线与后正中线相交处椎体，其下缘凹陷处。

督脉：调节阳经气血的总督

按摩方法

常按陶道可使人心情安静踏实，精神愉悦。

按揉大椎，可治颈项疼痛、感冒、头痛、咳嗽、气喘。

拇指指腹按揉哑门穴，可缓解声音嘶哑。

拇指揉按风府3分钟，可治风邪而致伤风感冒、发热。

揉按脑户5分钟，可有效缓解工作或心理压力引起的头痛。

拇指揉按强间3分钟，可治头痛、目眩、颈项强痛。

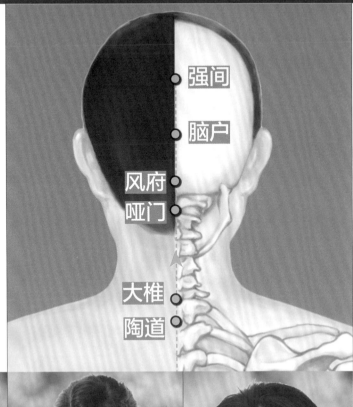

强间
脑户
风府
哑门
大椎
陶道

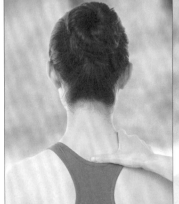

陶道 常按可愉悦身心

主治：头痛、目眩、闭经、荨麻疹、精神病。

部位：在脊柱区，第1胸椎棘突下凹陷中，后正中线上。

快速取穴：大椎向下推1个椎体处。

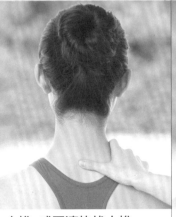

大椎 感冒清热找大椎

主治：感冒发热、手足怕冷、颈椎病。

部位：在脊柱区，第7颈椎棘突下凹陷中，后正中线上。

快速取穴：低头，颈背交界椎骨高突处椎体，其下缘凹陷处即是。

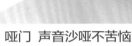

哑门 声音沙哑不苦恼

主治：舌缓不语、重舌、失语、大脑发育不全。

部位：在颈后区，第2颈椎棘突上际凹陷中，后正中线上。

快速取穴：沿脊柱向上，入后发际上半横指处即是。

斜方肌

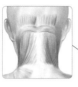

位于颈部和背上部的浅层后颈正中线两侧即是。

后发际

把脑后头发向上拢起,头部与后颈形成的一条交界线即是。

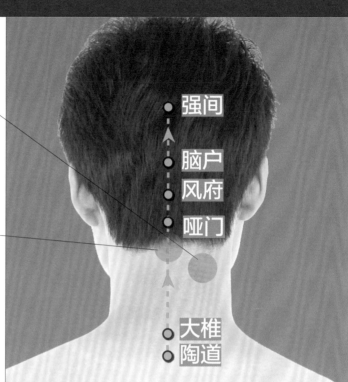

强间

脑户

风府

哑门

大椎

陶道

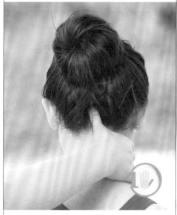

风府 感冒及时擦风府

主治:感冒、颈项强痛、眩晕、咽喉肿痛。

部位:在颈后区,枕外隆凸直下,两侧斜方肌之间凹陷中。

快速取穴:沿脊柱向上,入后发际上1横指处即是。

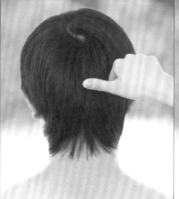

脑户 头痛感即刻减轻

主治:癫狂、痫证、眩晕、头重、头痛。

部位:在头部,枕外隆凸的上缘凹陷中。

快速取穴:正坐或俯卧,在后正中线上,枕外隆凸上缘的凹陷处。

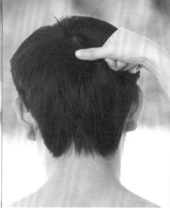

强间 让你睡好心情好

主治:头痛、颈项强不得回顾、目眩。

部位:在头部,后发际正中直上4寸。

快速取穴:百会与风府连线的中点。

督脉：调节阳经气血的总督

按摩方法

拇指揉按后顶，可治头痛、眩晕、耳鸣。

中指叠压，按百会3分钟，可使人开慧增智、益寿延年。

按揉前顶5分钟，可治头痛。

揉按囟会，每次3分钟，可治头痛、眩晕、癫痫、鼻窦炎。

拇指压按上星3分钟，可治头痛、头晕、目眩、目赤疼痛以及鼻窦炎、鼻出血。

拇指掐按神庭5分钟，可调理由重感冒或晕车、晕船引起的头昏、呕吐。

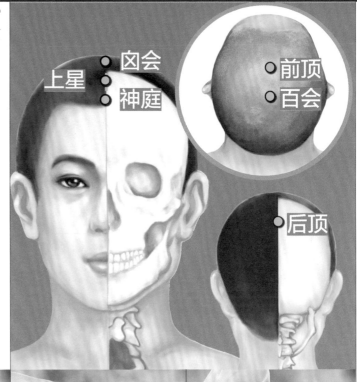

上星 囟会 神庭 前顶 百会 后顶

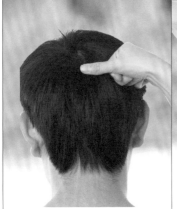

后顶 头痛眩晕就按它

主治： 颈项僵硬、头痛、眩晕、心烦、失眠。

部位： 在头部，后发际正中直上5.5寸。

快速取穴： 正坐或俯卧，在后正中线上，前、后发际之间的中点。

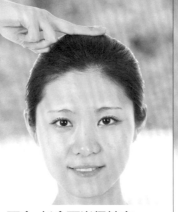

百会 长命百岁保健穴

主治： 中风、惊悸、头痛、头晕、失眠。

部位： 在头部，前发际正中直上5寸。

快速取穴： 正坐，两耳尖与头正中线相交处，按压有凹陷。

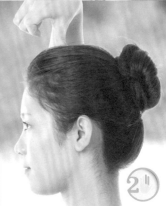

前顶 头晕头痛找前顶

主治： 癫痫、小儿惊风、头痛、头晕。

部位： 在头部，前发际正中直上3.5寸。

快速取穴： 由百会向前2横指即是。

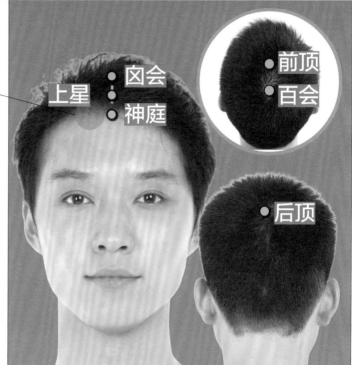

前发际

把额前头发向后拢起，额部皮肤与头发形成的一条交界线即是。

上星 囟会 神庭

前顶 百会

后顶

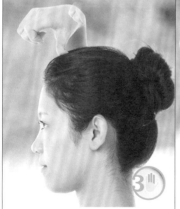

囟会 头痛鼻塞不见了

主治：头痛、鼻塞、目眩、心悸、面肿。

部位：在头部，前发际正中直上 2 寸。

快速取穴：前发际正中直上3 横指处。

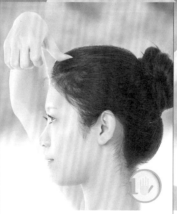

上星 有效缓解眼疲劳

主治：头痛、眩晕、目赤肿痛、鼻出血、鼻痛、眼疲劳。

部位：正头部，前发际正中直上 1 寸。

快速取穴：正坐，前发际正中直上 1 横指处即是。

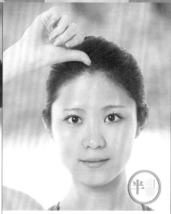

神庭 头昏呕吐不怕了

主治：失眠、头晕、目眩、鼻塞、流泪、目赤肿痛。

部位：在头部，前发际正中直上 0.5 寸。

快速取穴：正坐，从前发际正中直上半横指处即是。

督脉：调节阳经气血的总督

按摩方法

食指交叠按揉素髎5分钟，可缓解头痛。

掐水沟可用于昏厥的急救，患者会很快苏醒，病情较重患者要立刻送医院。

齿龈痛、鼻塞时，用食指揉按兑端，有缓解和调理作用。

每天用舌头向上唇内侧顶，可刺激到龈交穴，可缓解口干、口舌生疮。

若头痛、失眠、血压升高时，印堂就会晦暗，这时用中指指腹点按印堂5分钟，可缓解不适感。

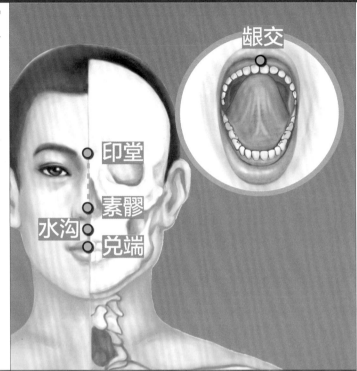

龈交 **印堂** **素髎** **水沟** **兑端**

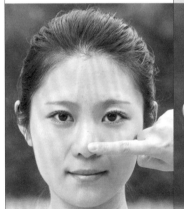

素髎 主治鼻塞

主治： 惊风、昏迷、鼻塞、低血压、休克、小儿惊风。

部位： 在面部，鼻尖的正中央。

快速取穴： 正坐或仰卧，面部鼻尖正中央即是。

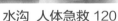

水沟 人体急救120

主治： 晕厥、中暑、惊风、面肿、腰脊强痛。

部位： 在面部，人中沟的上1/3与中1/3交点处。

快速取穴： 仰卧，面部人沟上1/3处即是。

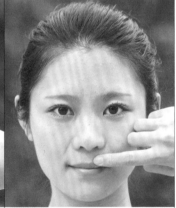

兑端 牙痛鼻塞就揉它

主治： 昏迷、牙痛、齿龈痛、鼻塞。

部位： 在面部，上唇结节的中点。

快速取穴： 仰卧，面部人中沟下端的皮肤与上唇的交界处即是。

上唇系带

把上唇揪起，上唇和牙龈交界处中央的系带即是。

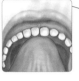

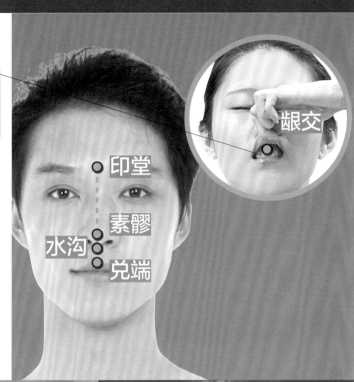

印堂

素髎

水沟

兑端

龈交

龈交　治疗急性腰扭伤有妙招

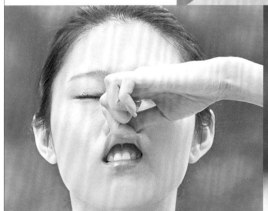

主治: 小儿面疮、鼻塞、鼻息肉、癫狂、心烦。

部位: 在上唇内，上唇系带与上牙龈的交点。

快速取穴: 唇内的正中线上，上唇系带与上牙龈相接处即是。

印堂　提神醒脑

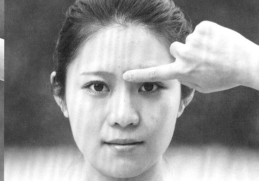

主治: 清头明目，通鼻开窍。失眠、头痛、眩晕、过敏性鼻炎、三叉神经痛。

部位: 在头部，两眉毛内侧端中间的凹陷中。

快速取穴: 两眉头连线中点处即是。

第十六章 经外奇穴：对症治疗，效果神奇

按摩方法

头痛或头晕脑胀时，可按摩四神聪，即可减轻症状。

拇指按压当阳3分钟，可改善头痛、眩晕、失眠。

拇指揉按鱼腰3分钟，可治眼疲劳、视物模糊等。

拇指揉按球后，每次3分钟，可治视神经炎、内斜视。

拇指揉按太阳3分钟，可清神醒脑，消除疲劳。

挤压耳尖或三棱针点刺放血，能防治麦粒肿。

按摩上迎香，可改善鼻炎。

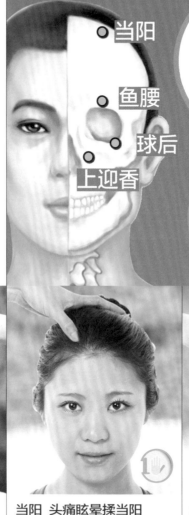

当阳　鱼腰　球后　上迎香　四神聪　太阳　耳尖

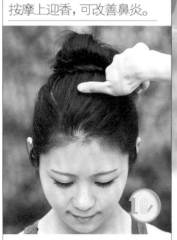

四神聪 头痛健忘多敲击

主治： 失眠、健忘、癫痫、头痛、眩晕。

部位： 在头部，百会前、后、左、右各旁开1寸，共4穴。

快速取穴： 先找百会，其前后左右穴各量1横指处即是，共4穴。

当阳 头痛眩晕揉当阳

主治： 失眠、健忘、癫痫、头痛、眩晕。

部位： 在头部，瞳孔直上，前发际上1寸。

快速取穴： 直视前方，沿瞳孔垂直向上，自发际直上1横指处即是。

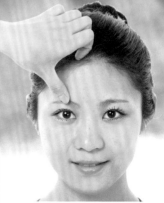

鱼腰 改善目胀酸痛

主治： 口眼㖞斜、目赤肿痛、三叉神经痛、视力模糊、白内障。

部位： 在头部，瞳孔直上，眉毛中。

快速取穴： 直视前方，从瞳孔直上眉毛中，即是。

目外眦

外眼角外侧即是目外眦。

眼眶

眼睛四周的一个骨架框即是眼眶。

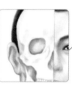

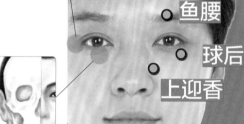

当阳

鱼腰

球后

上迎香

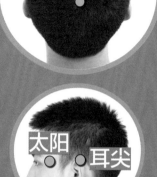

四神聪

太阳　耳尖

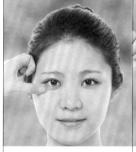

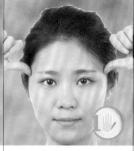

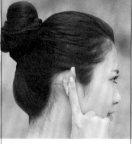

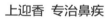

球后 治疗眼疾

主治： 视神经炎、青光眼、斜视、虹膜睫状体炎。

部位： 在面部，眶下缘外 1/4 与内 3/4 交界处。

快速取穴： 把眼眶下缘分成 4 等份，外 1/4 处即是。

太阳 脑神经的天然调节器

主治： 感冒、失眠、健忘、癫痫、头痛。

部位： 在头部，眉梢与外目眦之间，向后约 1 横指的凹陷中。

快速取穴： 眉梢与目外眦连线中点向后 1 横指，触及一凹陷处即是。

耳尖 防治麦粒肿

主治： 急性结膜炎、麦粒肿、沙眼、头痛。

部位： 在耳区，外耳轮的最高点。

快速取穴： 坐位，将耳郭折向前方，耳郭上方尖端处即是。

上迎香 专治鼻疾

主治： 过敏性鼻炎、鼻窦炎、鼻出血、嗅觉减退。

部位： 在面部，鼻翼软骨与鼻甲的交界处，近鼻唇沟上端处。

快速取穴： 沿鼻侧鼻唇沟向上推，上端尽头凹陷处即是。

经外奇穴：对症治疗，效果神奇

按摩方法

食指从外部按摩内迎香 3 分钟，可预防鼻炎。

针刺聚泉，可使口唇润泽，维护口腔的正常功能。

针刺海泉，可预防口角炎、口腔溃疡、牙龈炎。

针刺金津，可使口唇润泽，促进口腔疾病康复。

针刺玉液，可预防口腔疾病，维护口腔生理功能。

拇指按于同侧翳明，按揉 1 分钟，可缓解耳聋、耳鸣。

拇指按压颈百劳 3 分钟，可治疗支气管炎、颈椎病。

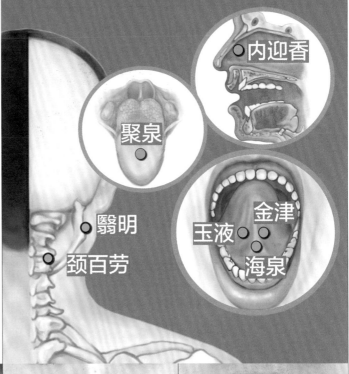

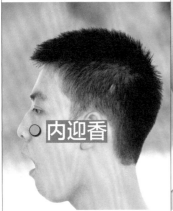

内迎香　常按防治鼻炎

主治： 头痛、目赤肿痛、鼻炎、咽喉炎、中暑。

部位： 在鼻孔内，鼻翼软骨与鼻甲交界的黏膜处。

快速取穴： 正坐仰靠，在鼻孔内，当鼻翼软骨与鼻甲交界的黏膜处。

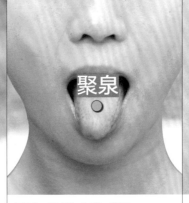

聚泉　预防味觉减退

主治： 咳嗽、哮喘、语言障碍、味觉减退。

部位： 口腔内，舌背正中缝的中点处。

快速取穴： 正坐，张口伸舌，舌背正中缝的中点处即是。

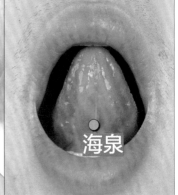

海泉　清除口腔炎症

主治： 口舌生疮、呕吐、腹泻、咽喉炎。

部位： 在口腔内，舌下系带中点处。

快速取穴： 正坐，张口，舌卷向后方，舌下系带中点处即是。

舌背

伸出舌头，舌的上面即是。

舌下系带

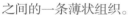

俗称舌筋，张口翘起舌头时舌与口底之间的一条薄状组织。

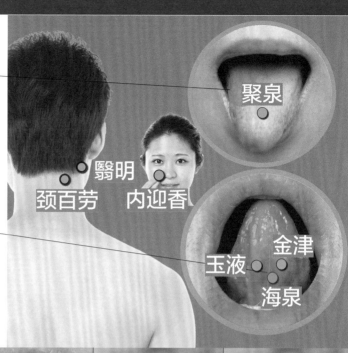

聚泉

翳明

颈百劳   内迎香

玉液   金津

海泉

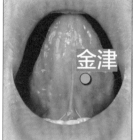

金津

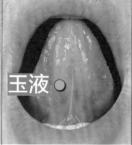

玉液

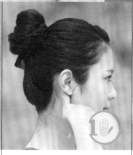

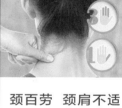

金津 中暑昏迷可刺它

主治： 口腔炎、咽喉炎、语言障碍、昏迷。

部位： 在口腔内，舌下系带左侧的静脉上。

快速取穴： 舌底，系带左侧的静脉上。

玉液 预防口腔疾病

主治： 口腔炎、咽喉炎、语言障碍、昏迷。

部位： 在口腔内，舌下系带右侧的静脉上。

快速取穴： 舌底，系带右侧的静脉上。

翳明 善治各种眼疾

主治： 远视、近视、白内障、青光眼、耳鸣。

部位： 在项部，翳风后1寸。

快速取穴： 将耳垂向后按，正对耳垂边缘凹陷处，向后1横指处即是。

颈百劳 颈肩不适的克星

主治： 支气管炎、哮喘。

部位： 在颈部，第7颈椎棘突直上2寸，后正中线旁开1寸。

快速取穴： 大椎上3横指，旁开1横指。

经外奇穴：对症治疗，效果神奇

按摩方法

哮喘不止时，点按定喘 200 次，有即时止喘的功效。

夹脊采用捏脊可强身健体，消除疲劳；或用刮痧法治疗疾病。

按摩胃脘下俞，可帮助治疗糖尿病。

用按摩槌敲打痞根可促进肝脾消化，缓解肝脾肿大。

用按摩槌敲打下极俞，可治腰背酸痛、腰肌劳损、阳痿。

拇指按住腰宜向下叩按，可治睾丸炎、肾炎等。

经常按揉推擦腰眼，可防治腰肌劳损。

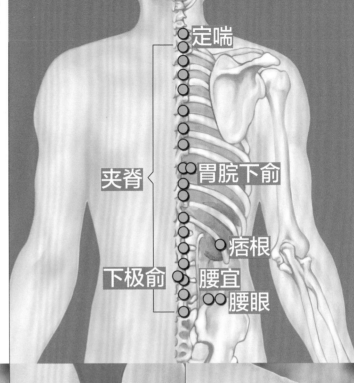

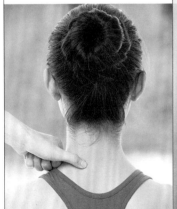

定喘 即刻缓解咳喘

主治：止咳平喘。主治支气管炎、哮喘。

部位：在脊柱区，横平第 7 颈椎棘突下，后正中线旁开 0.5 寸。

快速取穴：大椎旁开半横指处。

夹脊 保养全身脏腑

主治：上肢、肠胃、下肢疾病。

部位：第 1 胸椎至第 5 腰椎棘突下两侧，正中线旁开 0.5 寸，一侧 17 穴。

快速取穴：颈背交界椎骨高突处椎体，向下推共有 17 个椎体，旁开半横指处。

胃脘下俞 治疗胰腺炎效果好

主治：胃炎、胰腺炎。

部位：在脊椎区，横平第 8 胸椎棘突下，后正中线旁开 1.5 寸。

快速取穴：至阳向下推 1 个椎体，下缘旁开 2 横指处。

脊柱

后背部，位于正中线上，由颈椎、胸椎、腰椎及骶骨、尾骨组成。

髂嵴高点

髋骨上缘弧形边缘的最高点即是。

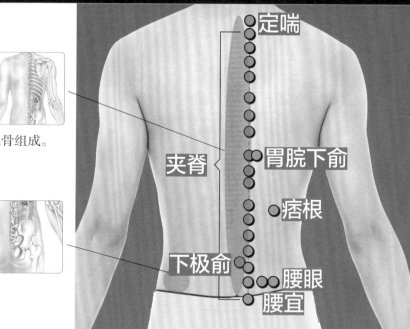

定喘

夹脊

胃脘下俞

痞根

下极俞

腰眼

腰宜

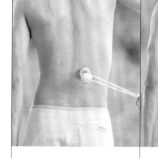

痞根 肝脾肿大就找它

主治: 胃痉挛、胃炎。

部位: 在腰部，横平第1腰椎棘突下，后正中线旁开3.5寸。

快速取穴: 肚脐水平线与后正中线交点向上推1个椎体，在其棘突下，旁开3.5寸处。

下极俞 壮腰好帮手

主治: 肾炎、遗尿。

部位: 在腰部，第3腰椎棘突下。

快速取穴: 两侧髂嵴高点连线与脊柱交点向上推1个椎体，下缘凹陷处。

腰宜 对付生殖系统疾病有办法

主治: 睾丸炎、遗尿。

部位: 在腰部，横平第4腰椎棘突下，后正中线旁开3寸。

快速取穴: 俯卧，两侧髂嵴高点连线与脊柱交点旁开4横指凹陷处即是。

腰眼 腰痛当然找腰眼

主治: 腰痛、睾丸炎。

部位: 在腰部，横平第4腰椎棘突下，后正中线旁开约3.5寸凹陷中。

快速取穴: 俯卧，两侧髂嵴高点水平线与脊柱交点旁开3.5寸的凹陷处。

经外奇穴：对症治疗，效果神奇

按摩方法

揉按十七椎，可使腰部骨骼强健，预防骨关节疾病。

双手向后，拇指揉按腰奇 3 分钟，可治痔疮、便血。

拇指轻揉子宫 5 分钟，可治子宫脱垂、痛经、月经不调。

用食指指腹按揉肘尖，每次 1~3 分钟，可治淋巴结核。

揉揉二白，能有效缓解痔疮疼痛。

拇指揉按中泉 3 分钟，可强健肌肉，缓解支气管炎。

打嗝、呕吐时，压按中魁，能降逆和胃，打嗝很快停止。

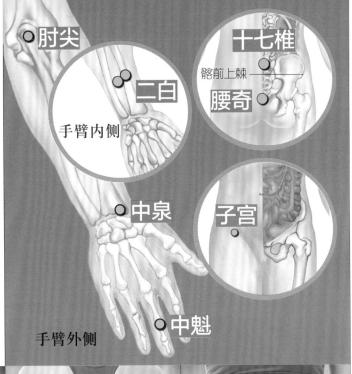

十七椎

肘尖

二白

手臂内侧

髂前上棘

腰奇

子宫

中泉

中魁

手臂外侧

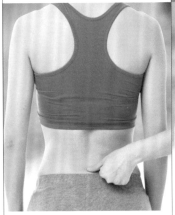

十七椎 女子痛经找它帮

主治：强健骨骼。主治腰痛、月经不调。

部位：在腰区，第 5 腰椎棘突下凹陷中。

快速取穴：两侧髂嵴高点连线与脊柱交点向下推 1 个椎体，其棘突下。

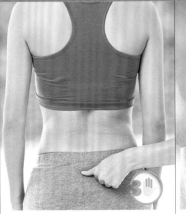

腰奇 治痔疮要穴

主治：防痔通便。主治便秘、痔疮。

部位：在骶区，尾骨端直上 2 寸，骶角之间凹陷中。

快速取穴：顺着脊柱向下触，尾骨端直上 3 横指凹陷处即是。

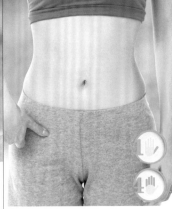

子宫 摆脱女人难言苦恼

主治：月经不调、子宫脱垂、盆腔炎、阑尾炎。

部位：在下腹部，脐中下 4 寸，前正中线旁开 3 寸。

快速取穴：耻骨联合中点上缘上 1 横指，旁开 4 横指处即是。

髂嵴高点
髂骨上缘弧形边缘的最高点即是。
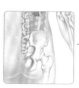

指伸肌腱
手背部，腕横纹上侧中线位置处即是。

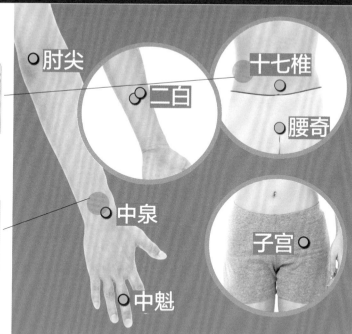

○肘尖　○二白　○十七椎　○腰奇　○中泉　○中魁　○子宫

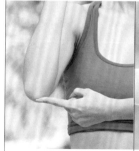

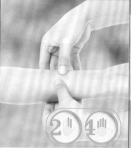

肘尖 治疗颈淋巴结核效果好
主治：淋巴结核、痈疔疮疡。
部位：在肘后部，尺骨鹰嘴的尖端。
快速取穴：屈肘，肘关节的最尖端处。

二白 痔疮脱肛找二白
主治：脱肛、痔疮。
部位：前臂前区，腕掌侧远端横纹上4寸，桡侧腕屈肌腱的两侧，一肢2穴。
快速取穴：握拳，拇指侧一筋凸起，腕横纹直上6横指处与筋交点两侧。

中泉 治哮喘按中泉
主治：气管炎、肠胃炎。
部位：在前臂后区，腕背侧远端横纹上，指总伸肌腱桡侧凹陷中。
快速取穴：手用力稍屈，总伸肌健与腕背横纹交点靠拇指侧的凹陷处。

中魁 治打嗝要穴
主治：反胃、呕吐、急性胃炎、贲门梗阻、鼻出血。
部位：在手指，中指背面，近侧指间关节的中点处。
快速取穴：中指背侧靠近心脏端的指骨间关节中点处即是。

经外奇穴：对症治疗，效果神奇

按摩方法

急性鼻出血、急性胃肠炎发作时，可用拇指掐按大骨空。

治疗掌指关节痛，可用食指指腹揉按小骨空。

掐按腰痛点 2 分钟，能缓解腰扭伤。

用力按揉外劳宫 100 次，可缓解颈项疼痛。

按揉八邪穴，可治疗掌指关节痛，手指拘挛。

拇指和中指拿捏按小儿的四缝，可以改善小儿的消化不良状况，增强体质。

晕厥时，用指甲掐十宣。

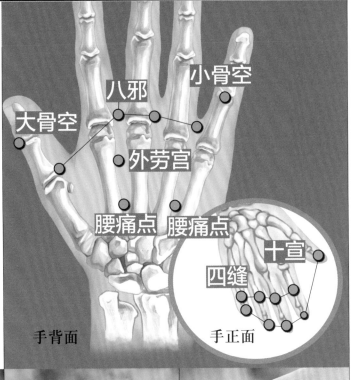

手背面　　手正面

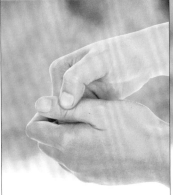

大骨空　治目翳内障

主治： 退翳明目。主治目痛、结膜炎。

部位： 在手指，拇指背面，指间关节的中点处。

快速取穴： 抬臂俯掌，拇指指关节背侧横纹中点处即是。

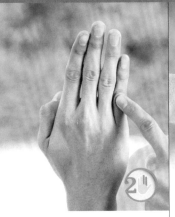

小骨空　治目赤肿痛

主治： 明目止痛。主治眼肿痛、咽喉炎。

部位： 在手指，小指背面，近侧指间关节中点处。

快速取穴： 小指背侧第 2 指骨关节横纹中点处即是。

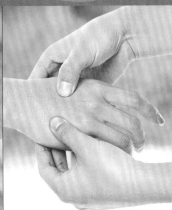

腰痛点　急性腰扭伤就点它

主治： 主治急性腰扭伤。

部位： 在手背，第2、3掌骨及第4、5掌骨间，腕背远端横纹与掌指关节中点处，一侧2穴。

快速取穴： 手背第 2、3 掌骨及第 4、5 掌骨间，当掌骨基底的凹陷处。

第 2 掌骨

手张开，从手背大拇指第 1 掌骨起，紧挨着的即是第 2 掌骨。

第 3 掌骨

手张开，从手背大拇指第 1 掌骨起，第 3 根即是第 3 掌骨。

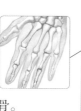

八邪　小骨空　大骨空　外劳宫　腰痛点　四缝　十宣

外劳宫 落枕找外劳宫

主治：祛风止痛。主治颈椎病、落枕。

部位：在手背，第 2、3 掌骨间，掌指关节后 0.5 寸凹陷中。

快速取穴：手背第 2、3 掌骨间，从掌指关节向后半横指处即是。

八邪 手指拘挛特效穴

主治：祛风通络。主治手指关节疾病。

部位：在手背，第 1~5 指间，指蹼缘后方赤白肉际处，左右共 8 穴。

快速取穴：手背，两手第 1~5 指间各手指根部之间，皮肤颜色深浅交界处。

四缝 小儿食积不用愁

主治：百日咳、哮喘、小儿消化不良、肠蛔虫病。

部位：在手指，第 2~5 指掌面的近侧指间关节横纹的中央，一手 4 穴。

快速取穴：手掌侧，第 2~5 指近指关节中点。

十宣 急救专家

主治：昏迷、休克、急性胃肠炎、高血压。

部位：在手指十指指尖端，距指甲游离缘 0.1 寸，左右共 10 穴。

快速取穴：十指微屈，十指指尖端，距指甲游离缘尖端 0.1 寸处即是。

经外奇穴：对症治疗，效果神奇

按摩方法

掐揉髋骨3分钟，可强健腿部肌肉，预防腿部疾病。

指腹揉按鹤顶，每日3次，每次150下，可治疗膝关节痛。

拇指按揉百虫窝，早晚各1次，每次3分钟，可预防皮肤瘙痒。

内膝眼主治膝关节炎、膝部神经痛或麻木等运动系统疾病，按摩时要轻，以免损伤皮肤。

胆囊炎发作时，用拇指点压胆囊100次，可消炎、止痛。

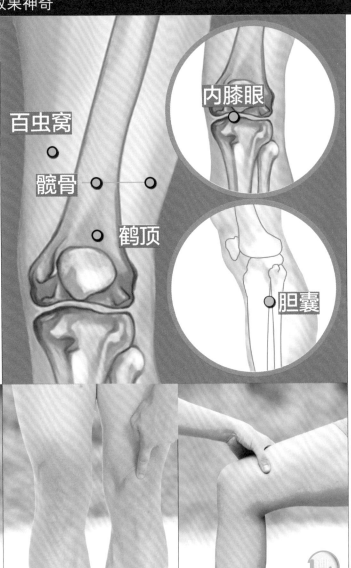

百虫窝
髋骨
鹤顶
内膝眼
胆囊

髋骨 治膝关节炎就找它

主治：膝关节炎。

部位：在股前区，梁丘两旁各1.5寸，一侧2穴。

快速取穴：膝关节上，膝部正中骨头上缘正中凹陷处即是。

鹤顶 治疗膝关节痛有特效

主治：膝关节炎、下肢无力、脑血管病后遗症。

部位：膝前区，髌底中点的上方凹陷处。

快速取穴：膝部正中骨头上缘凹陷处。

百虫窝 皮肤瘙痒不怕了

主治：荨麻疹、风疹、皮肤瘙痒症、湿疹。

部位：在股前区，髌底内侧端上3寸。

快速取穴：屈膝，血海上1横指处即是。

髌底

坐立屈膝，膝盖最突出的部位即是髌骨，髌骨上边缘为髌底。

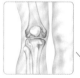

髌韧带

屈膝，膝关节的最尖端处即是髌骨，髌骨正下方即是髌韧带。

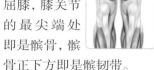

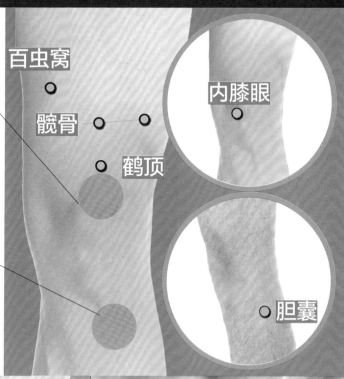

百虫窝

髋骨

鹤顶

内膝眼

胆囊

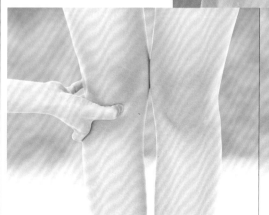

内膝眼 治疗膝关节炎有特效

主治: 膝关节炎。

部位: 在膝部，髌韧带内侧凹陷处的中央。

快速取穴: 在髌韧带内侧凹陷处。

胆囊 胆道疾病找胆囊

主治: 急、慢性胆囊炎，胆结石，下肢瘫痪。

部位: 在小腿外侧，腓骨小头直下 2 寸。

快速取穴: 小腿外侧上部，阳陵泉直下 3 横指处即是。

经外奇穴：对症治疗，效果神奇

按摩方法

阑尾发炎时，用拇指指腹点揉阑尾5分钟，可缓解疼痛。

外踝尖善治脚气，用食指揉按，或艾条灸10分钟。

下牙痛时，用两指揉推内踝尖，或艾条灸10分钟，可止痛。

点揉八风，可以促进足部血液循环，预防足部肿痛。

拿捏足部，拇指揉按独阴5分钟，可治心绞痛、月经不调。

昏迷时，可用针刺其足趾的10个气端，有助于患者在短时间内苏醒。

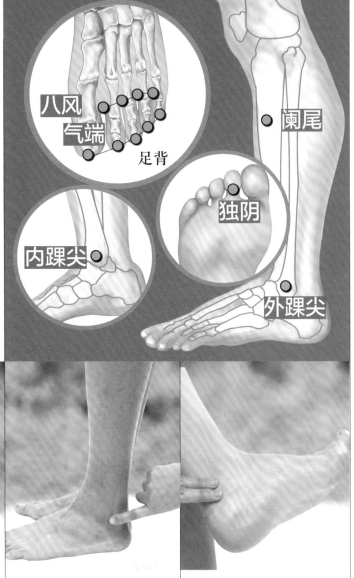

八风
气端
足背
阑尾
独阴
内踝尖
外踝尖

阑尾 阑尾炎不用怕

主治：急、慢性阑尾炎，胃炎，下肢瘫痪。

部位：在小腿外侧，髌韧带外侧凹陷下5寸，胫骨前嵴外1横指。

快速取穴：足三里向下2横指处即是。

外踝尖 脚气不妨揉揉它

主治：牙痛、腓肠肌痉挛、寒热脚气。

部位：在踝区，外踝的最凸起处。

快速取穴：正坐垂足，外踝之最高点。

内踝尖 脚上功夫治牙痛

主治：下牙痛、腓肠肌痉挛。

部位：踝区，内踝尖的最凸起处。

快速取穴：正坐垂足，内踝之最高点处即是。

外踝尖

在脚部外侧，用手触摸有突起处即是。

内踝尖

在脚部内侧，用手触摸有突起处即是。

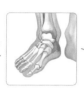

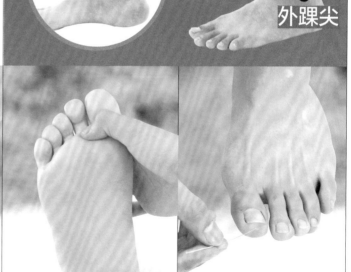

八风 气端 阑尾 独阴 内踝尖 外踝尖

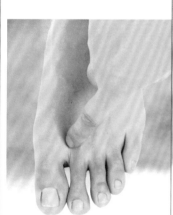

八风 足部肿痛用八风

主治： 头痛、牙痛、趾痛、月经不调。

部位： 在足背，第 1~5 趾间，趾蹼缘后方赤白肉际处，左右共 8 穴。

快速取穴： 足 5 趾各趾间缝纹头尽处。

独阴 有效缓解心绞痛

主治： 小肠疝气、心绞痛、女人干呕、月经不调。

部位： 在足底，第 2 趾的跖侧远端，趾间关节的中点。

快速取穴： 仰足，第 2 足趾掌面远端，趾关节横纹中点处即是。

气端 中风急救用气端

主治： 足背肿痛、足趾麻木、脑血管意外、中风。

部位： 在足趾，十趾端的中央，距趾甲游离缘 0.1 寸，左右共 10 穴。

快速取穴： 正坐垂足，足十趾尖端趾甲游离尖端即是。

附录一 十四经脉腧穴及经外奇穴笔画索引

附录二 常见病推拿部位及手法

骨伤疾病	推拿部位	推拿手法
颈椎病	颈部：风池、颈部夹脊等 肩部：肩井、天宗等	滚法、推法、拿法、按揉法等
腰椎间盘突出	腰背部：肾俞、大肠俞等 下肢：承扶、委中、承山、昆仑等	揉法、按压法、滚法等
强直性脊柱炎	腰背部：脊柱、夹脊以及膀胱经脊俞穴等 下肢：环跳、委中、足三里、三阴交等	滚法、揉法、点按、擦法等
落枕	患处 颈部：风池、天柱等 肩部：肩中俞、肩井、天宗等	滚法、按法、揉法、拿捏、拔伸等
颈部扭伤	患处 颈部：风池、天柱、风府等 肩部：肩井、大杼、风门、天宗等	按揉法、拿捏法、点压法、滚法等
腰扭伤	腰背部：督脉以及肾俞、气海俞、命门、腰阳关、大肠俞、环跳	滚法、按法、揉法、拿法、点压法、擦法等
腰肌劳损	腰背部：肾俞、腰阳关、大肠俞、八髎等 下肢：委中、承山等	滚法、按法、揉法、点压法、擦法等
梨状肌综合征	下肢：环跳、承扶、风市、阳陵泉、委中等	滚法、按法、揉法、点按、擦法等
肩关节周围炎	肩部：肩井、肩髃、天宗、肩贞等 上肢：曲池、合谷等	滚法、按法、揉法、拿法、摇法等
肱骨外上髁炎	上肢：曲池、肘髎、手三里、合谷等	滚法、按法、揉法等
腕管综合征	上肢：大陵、阳池、合谷、劳宫、内关、外关等 疼痛点	按法、揉法、擦法等
肘管综合征	上肢：小海、阳谷、后溪、神门等 疼痛点	按法、揉法、弹拨法等
腕关节扭伤	上肢：神门、通里、列缺、太渊、合谷、阳溪、曲池等	按法、揉法、摇法、拿法、擦法
踝关节扭伤	下肢：阳陵泉、悬钟、丘墟等 踝关节	按法、揉法、摇法、擦法等
髋关节痛	下肢：环跳、秩边、居髎、阳陵泉等	按法、揉法、滚法、擦法

其他疾病	推拿部位	推拿手法
头痛	头部：印堂、神庭、太阳、攒竹、百会等	分推法、叩击法、拿法、扫散法
眩晕	头部：印堂、攒竹、睛明、四白、太阳等	推法、按法、揉法、拿法、扫散法
失眠	头部：印堂、神庭、太阳、睛明、攒竹、风池、百会、安眠等	抹法、按揉法、拿法、扫散法
感冒	头部：印堂、攒竹、迎香、风池、太阳等	揉法、按法、推法、抹法、拿法、扫散法
咳喘	胸部：天突、膻中、云门等 背部：肺俞、定喘等	揉法、分推法、擦法、按法等
高血压	头部：印堂、神庭、太阳等 颈部：风池、桥弓等	按揉法、拿法、推法、扫散法
冠心病	胸部：膻中、彧中等 背部：心俞、厥阴俞、至阳等 上肢：内关等	按法、揉法、擦法等
胃痛	胸腹部：中脘、建里、气海、关元 下肢：梁丘、足三里等	拿法、揉法、按法等
腹泻	胸腹部：中脘、气海、关元、天枢等 腰背部：脾俞、胃俞、肾俞等 下肢：足三里、上巨虚等	摩法、按法、揉法、拿法等
便秘	胸腹部：中脘、关元、天枢等 腰背部：脾俞、胃俞、肾俞、大肠俞等 下肢：足三里、上巨虚等	按法、揉法、摩法等
中风后遗症	上肢：曲池、手三里、合谷等 下肢：环跳、委中、血海、足三里、阳陵泉等 腰背部：肾俞、大肠俞、命门等	按法、揉法、拿法、摇法等
月经不调	胸腹部：中脘、气海、关元、中极等 腰背部：脾俞、肾俞、命门等	摩法、按法、揉法、拿法、擦法等
痛经	胸腹部：气海、关元、中极等 腰背部：肾俞、腰阳关、十七椎等	摩法、揉法、按法、擦法等

图书在版编目（CIP）数据

零基础学取穴按摩 / 刘乃刚主编 . -- 南京：江苏凤凰
科学技术出版社 , 2018.1
（汉竹•健康爱家系列）
ISBN 978-7-5537-5491-8

Ⅰ . ①零… Ⅱ . ①刘… Ⅲ . ①循经取穴－穴位按压疗
法 Ⅳ . ① R245.9

中国版本图书馆 CIP 数据核字 (2017) 第 216953 号

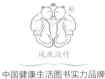

中国健康生活图书实力品牌

零基础学取穴按摩

主　　　　编	刘乃刚	
编　　　著	汉　竹	
责 任 编 辑	刘玉锋　　张晓凤	
特 邀 编 辑	杨晓晔　任志远　麻丽娟	
责 任 校 对	郝慧华	
责 任 监 制	曹叶平　方　晨	

出 版 发 行	江苏凤凰科学技术出版社
出版社地址	南京市湖南路1号A楼，邮编：210009
出版社网址	http://www.pspress.cn
印　　　刷	南京精艺印刷有限公司

开　　　本	720 mm×1 000 mm　1/16
印　　　张	14
字　　　数	150 000
版　　　次	2018年1月第1版
印　　　次	2018年1月第1次印刷

标 准 书 号	ISBN 978-7-5537-5491-8
定　　　价	45.00元

图书如有印装质量问题，可向我社出版科调换。